生物技术科普绘本

中医药学卷

诺贝尔奖得主**屠呦呦**
写给小朋友的中医药

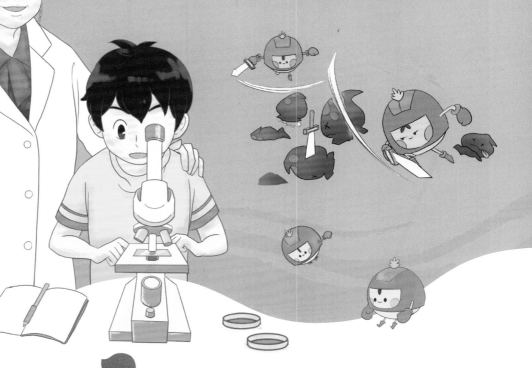

走进**中医**世界

新叶的神奇之旅 V

中国生物技术发展中心　**编著**

科学顾问　屠呦呦

科学普及出版社

·北　京·

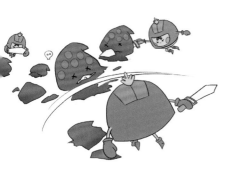

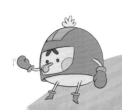

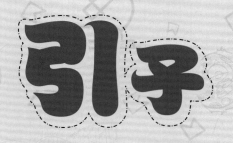

引子

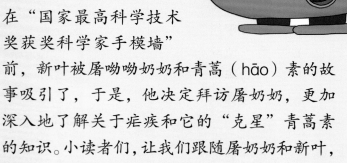

　　放暑假了，新叶在爸爸妈妈的陪伴下，到中国科学技术馆参观，在"国家最高科学技术奖获奖科学家手模墙"前，新叶被屠呦呦奶奶和青蒿（hāo）素的故事吸引了，于是，他决定拜访屠奶奶，更加深入地了解关于疟疾和它的"克星"青蒿素的知识。小读者们，让我们跟随屠奶奶和新叶，开启青蒿素的发现之旅吧！

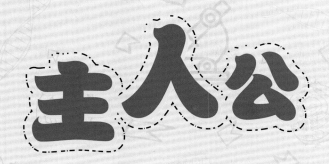

主人公

屠奶奶

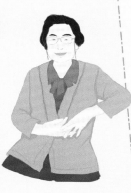

屠奶奶的名字叫屠呦呦，1930 年出生，主要从事中药和中西药结合研究，突出贡献是发现并研发了新型抗疟药物青蒿素和双氢青蒿素，挽救了世界上数百万人的生命，是第一位以本土的科研成就获得诺贝尔科学奖项的中国科学家、第一位获得诺贝尔生理学或医学奖的华人科学家、第一位获得国家最高科学技术奖的女科学家。

新叶

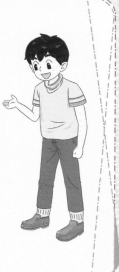

新叶是一名勤学好问的儿童科学爱好者，在屠呦呦奶奶的带领下开启了青蒿素发现之旅。

人物介绍

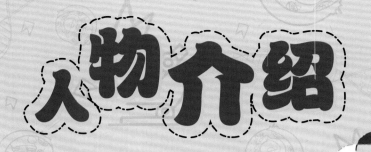

大白

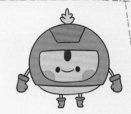

学名：氯喹（lǜ kuí）

简介：1934 年，德国科学家汉斯·安德柴克与同事在奎宁的基础上合成氯喹。氯喹并不能直接杀死疟原虫，但能干扰它的繁殖，成为当时全球治疗疟疾的特效药物。但从 20 世纪 60 年代初开始，疟原虫对氯喹类药物出现抗药性，疟疾肆虐又失去控制，人们开始盼求新的抗疟药物。

小青

学名：青蒿素

功效：青蒿素是一种不含氮的倍半萜（tiē）内酯（zhǐ）化合物，对疟疾，包括对氯喹等抗药的疟原虫均有速效、高效、低毒的功效，是与已有抗疟药的化学结构和作用方式完全不同的新型抗疟药。

双双

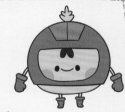

学名：双氢青蒿素

功效：双氢青蒿素是青蒿素的衍生物，其抗疟药效高于青蒿素 10 倍，具有更突出的高效、速效、安全、剂量小、研制简便，特别是毒性极低等优点，成为当前青蒿素类药物之优选药。

小 k

学名：Nk细胞

功能：能够识别并直接杀伤被病毒感染的细胞和癌细胞，与T细胞、B细胞组成淋巴细胞，保护人体免受病原体的侵害。

暴疟

学名：疟（nüè）原虫

简介：疟原虫由蚊虫体内携带，是导致疟疾的元凶，主要由蚊虫叮咬或输入血液传播，是全球性，特别是热带、亚热带地区的主要寄生虫病。20世纪末，每年有近百个国家受累、近3亿人感染、近百万人因此死亡。

肿瘤怪物

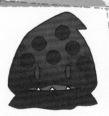

学名：癌细胞

分布：全身各处都有可能出现

致病特性：它是变异的细胞，具有很强的增殖能力和迁移性，如果不能得到很好的控制，最后会形成癌症病灶，威胁人的生命。

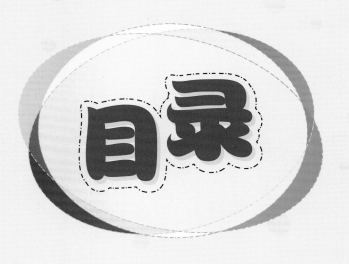

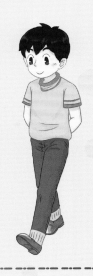

目录

可怕的疟疾和疟原虫

文 / 隋博元　袁亚男

图 / 王　婷　中科星河

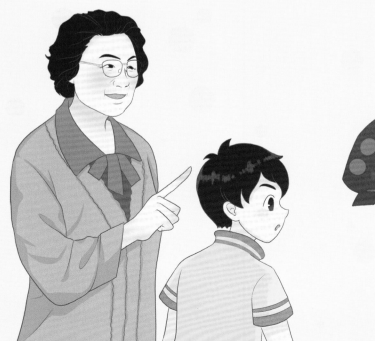

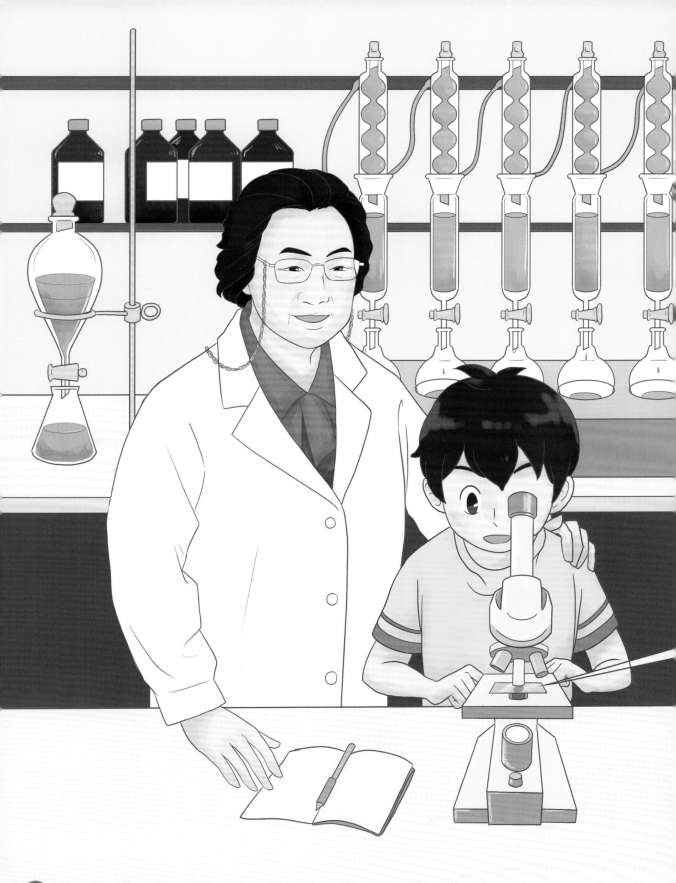

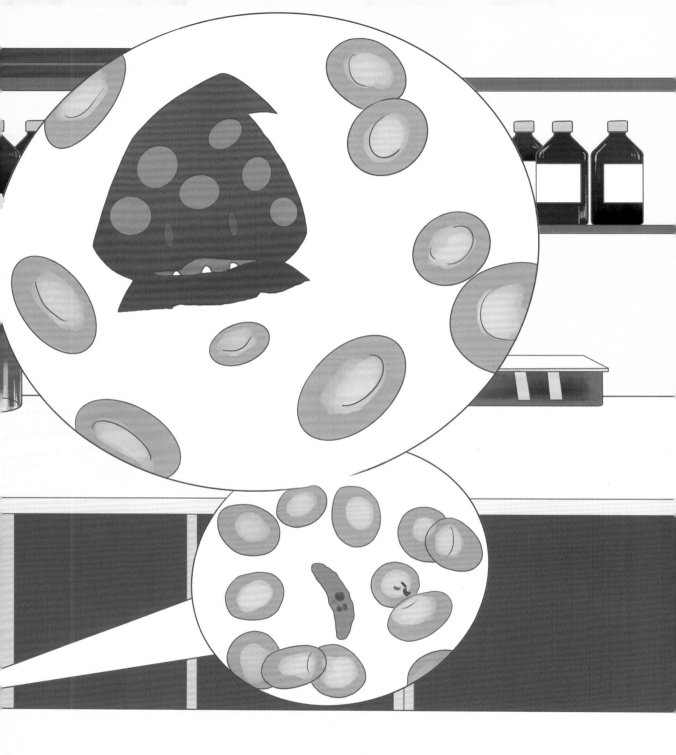

新　叶：屠奶奶，这些是什么虫子？它们的样子看起来好奇怪啊！

屠奶奶：这些是疟原虫，它们是导致人们感染上疟疾这种传染病的罪魁
　　　　祸首。

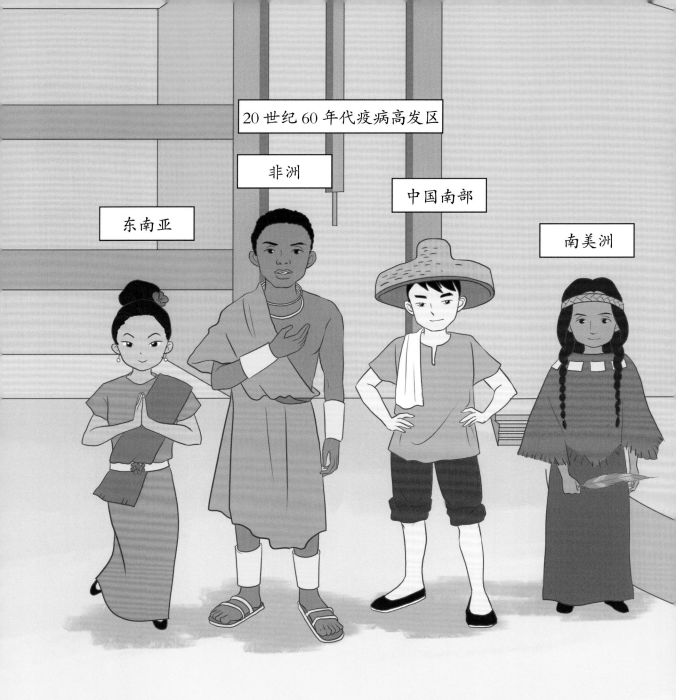

屠奶奶：疟疾是一种全球性的，特别是热带、亚热带地区的主要寄生虫病。

新　叶：那每年感染疟疾的患者是不是很多呀？

屠奶奶：是的，世界卫生组织（WHO）将其与艾滋病、结核病一起列为世界三大公共卫生问题。

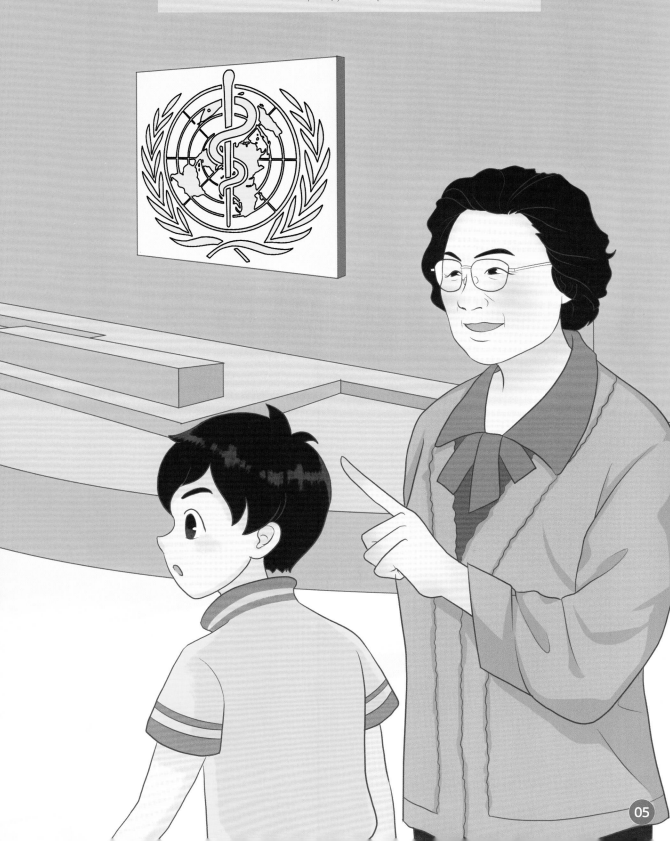

新　叶：屠奶奶，疟原虫是怎样进入人体内的呀，是吃进去的吗？

屠奶奶：不是的，疟原虫是经蚊虫叮咬或输入带疟原虫者的血液而感染的，疟疾是一种虫媒传染病。

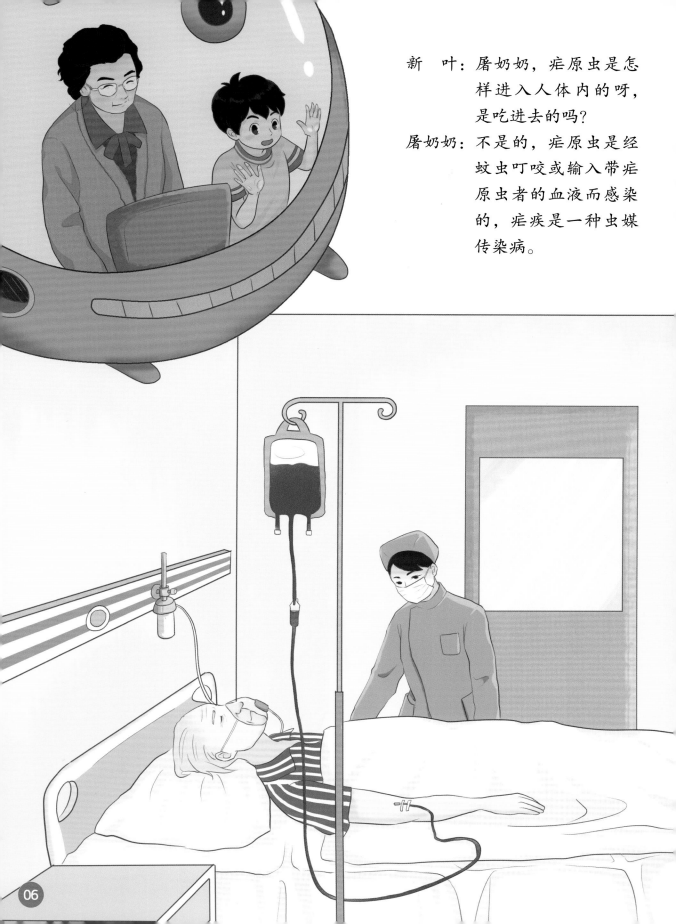

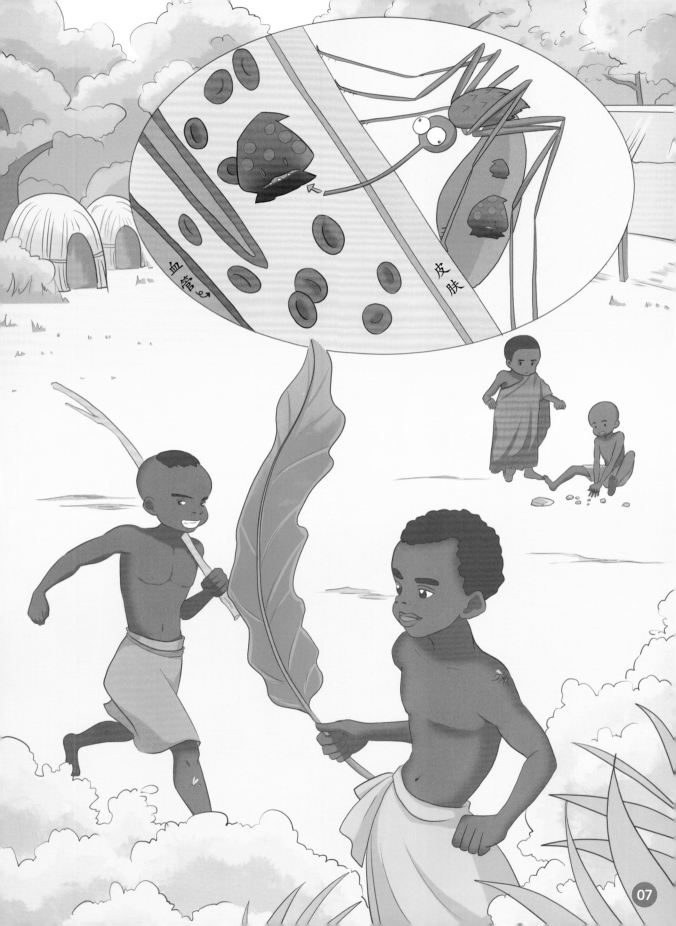

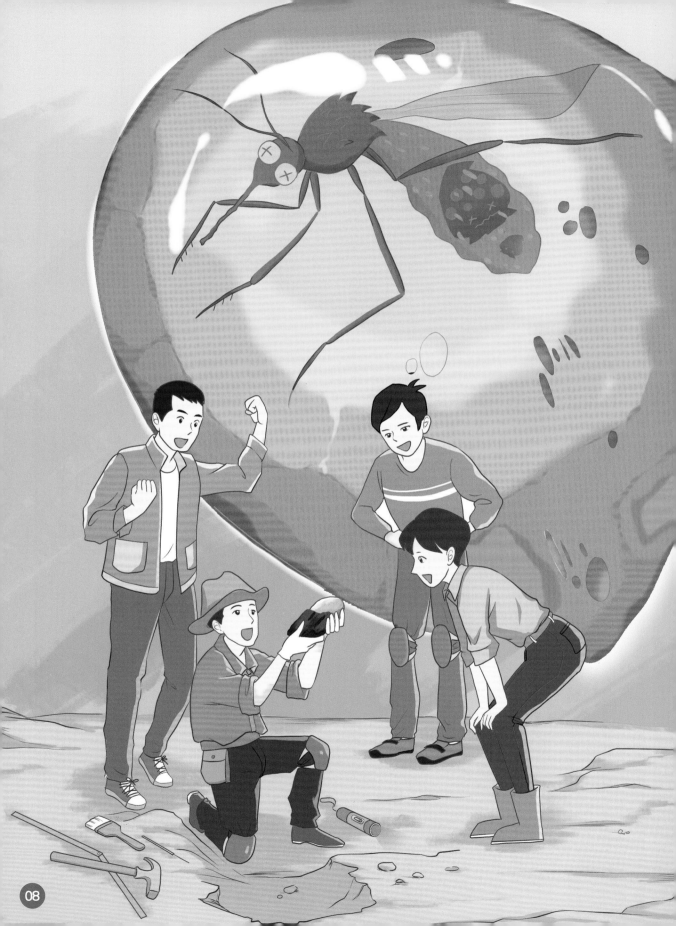

屠奶奶：疟疾最早可以追溯到 3000 万年以前，科学家在一块古近纪的琥珀化石里发现了携带疟原虫的蚊子。

新　叶：那咱们是什么时候发现疟疾这种疾病的呢？

屠奶奶：在现存最早的中医理论著作，成书于先秦时期的《黄帝内经》中对疟疾就有详细的记载了。1880 年，法国的拉弗朗首先提出疟疾是由"疟原虫"引起的。

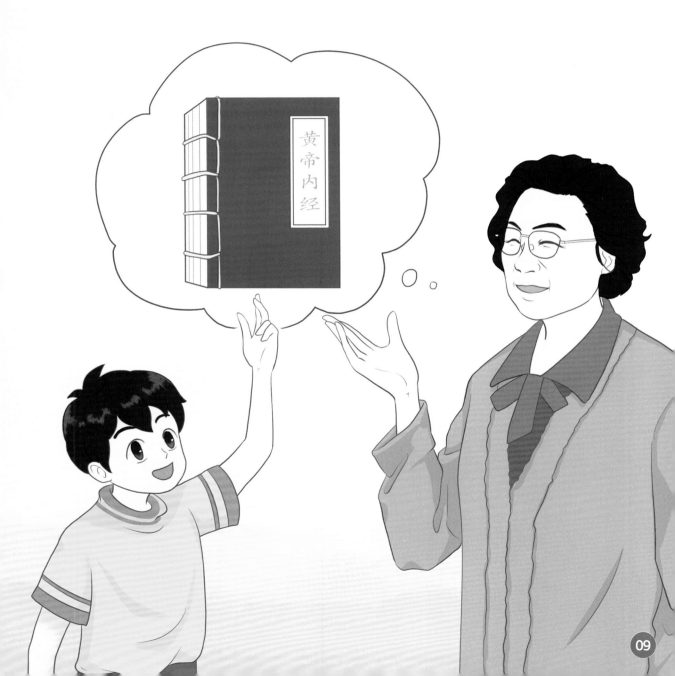

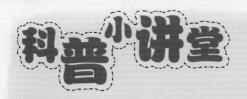

科普小讲堂

　　疟疾的临床症状：得了疟疾的患者可能会出现典型的周期性寒战、发热、出汗等症状。出现不规律发热，而伴脾、肝大及贫血，也可能是疟疾的症状。凶险型多发生在流行期中，多急起、高热寒战、昏迷与抽搐等。流行区婴幼儿突然高热、寒战、昏迷，也应考虑是疟疾。

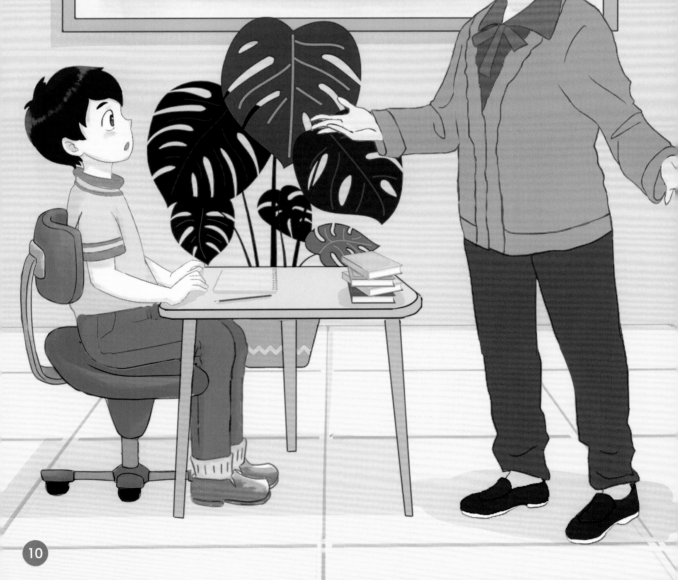

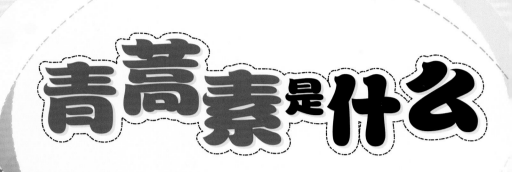

青蒿素是什么

文/隋博元　袁亚男

图/王　婷　中科星河

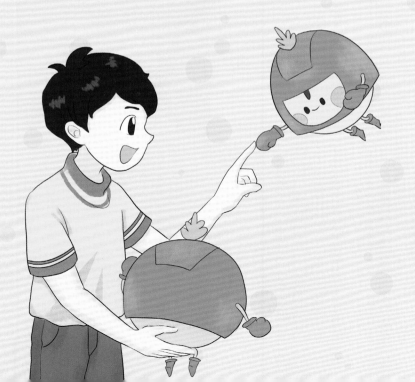

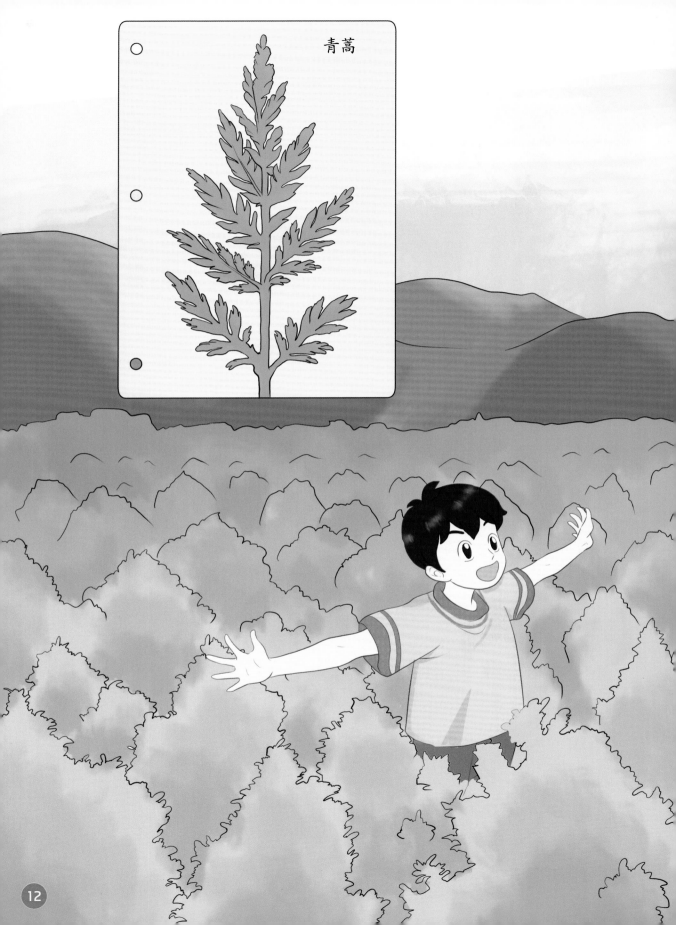

青蒿

新　叶：屠奶奶，疟原虫太可怕了！我们有办法对付它吗？

屠奶奶：有，用青蒿素。

新　叶：青蒿素是什么？

屠奶奶：你看，这是我们的青蒿实验田。

新　叶：哇，这么大一片，好壮观呀！

屠奶奶：青蒿素就藏在青蒿这种小草的叶片里面。我们就是从叶片里提取
　　　　出青蒿素，用它来给疟原虫致命一击的。

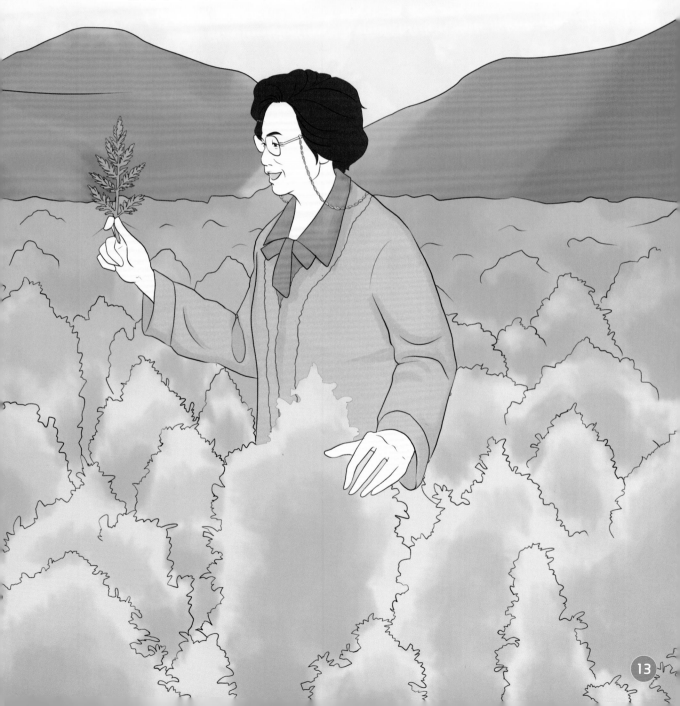

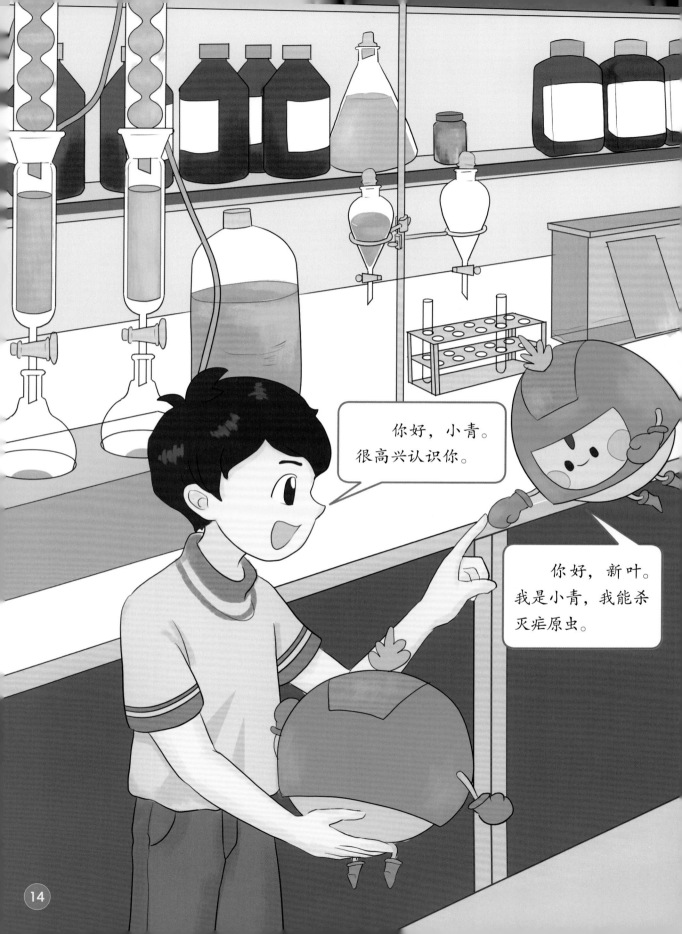

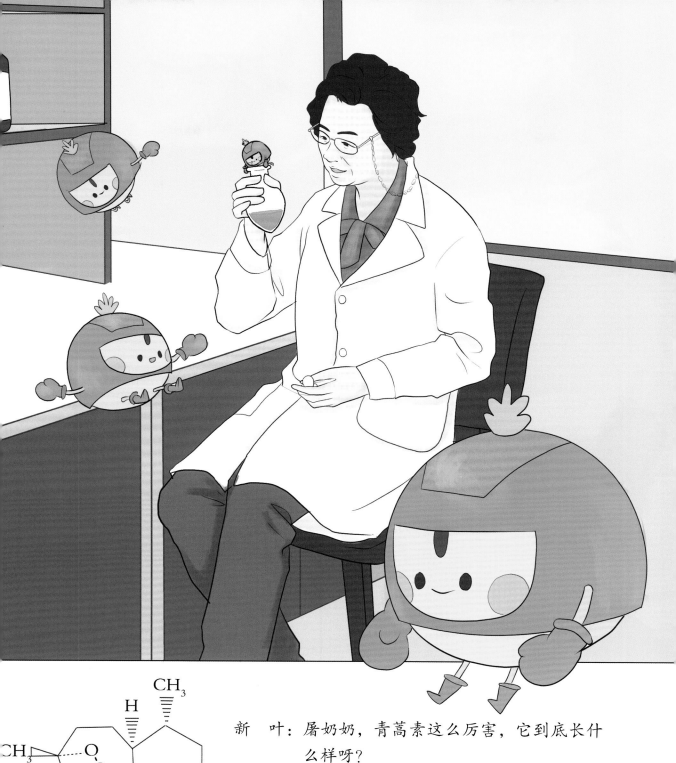

青蒿素化学结构

新　叶：屠奶奶，青蒿素这么厉害，它到底长什么样呀？

屠奶奶：这就是青蒿素，就是它挽救了无数人的生命，解除了疟疾患者的病痛。它是治疗疟疾耐药性效果最好的药物，以青蒿素类药物为主的联合疗法，也是当下治疗疟疾最有效、最重要的手段。

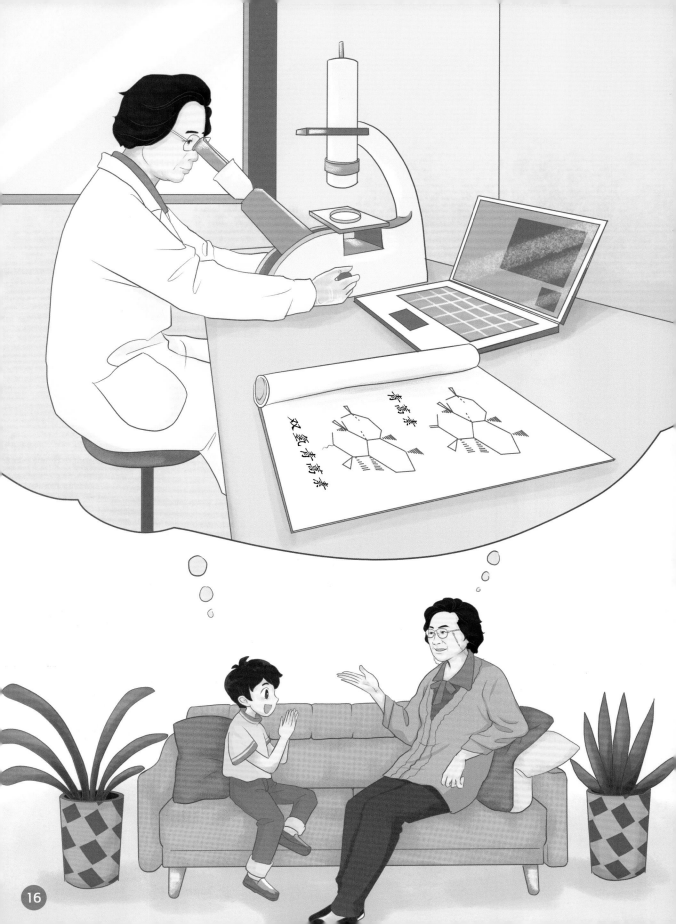

青蒿素

双氢青蒿素

屠奶奶：后来我研究青蒿素的衍生产物时发现了"双氢青蒿素"，它是青蒿素的衍生物，对疟原虫有更强大且快速的杀灭作用，能迅速控制病情发展和不良症状。

新　叶：太棒了！

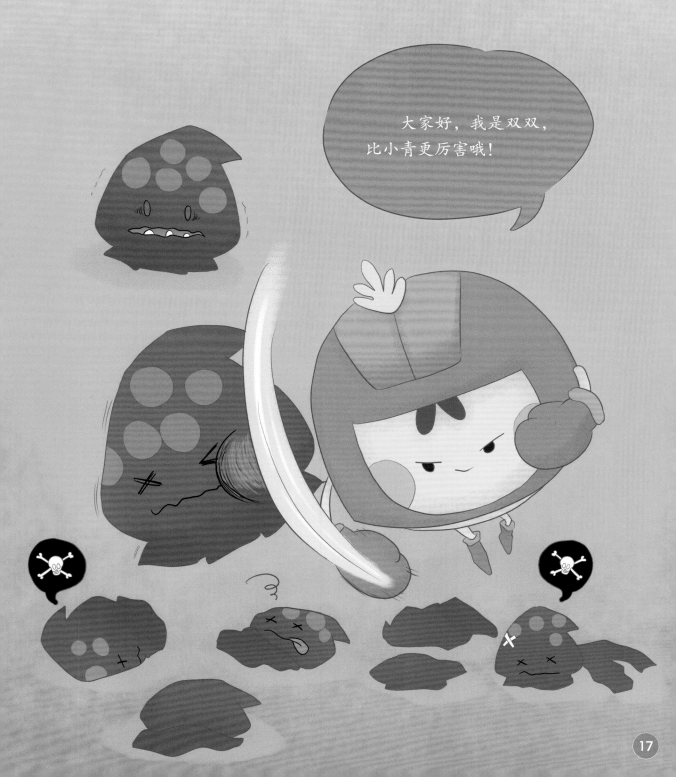

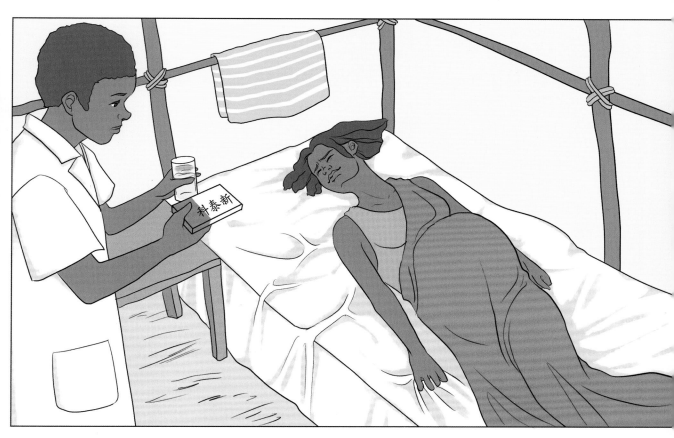

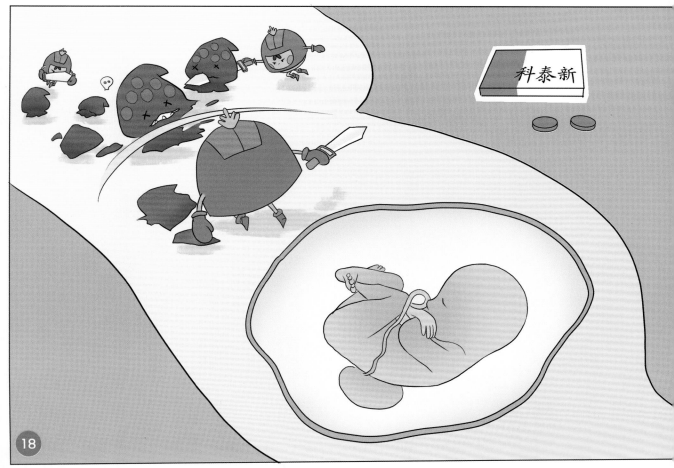

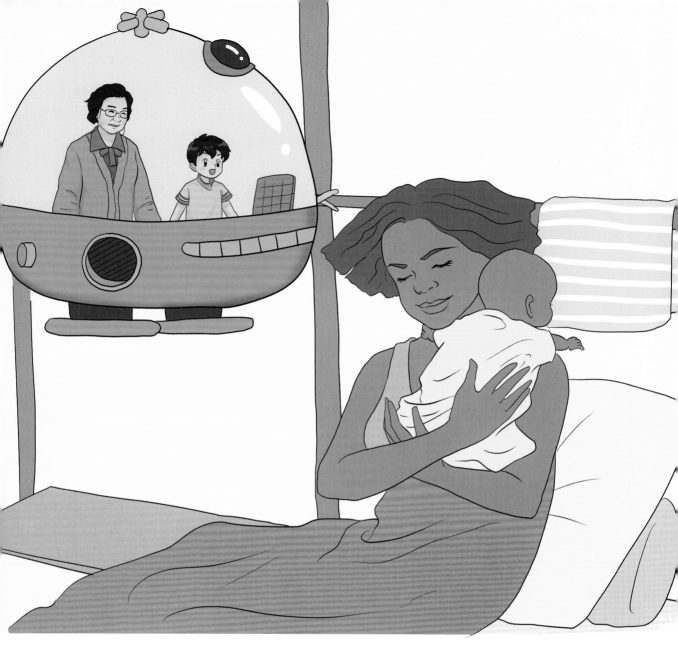

屠奶奶：在没有发现青蒿素前，人们用奎宁或氯喹来治疗疟疾，但效果不是很好。后来发现了青蒿素，把它制成药品，抗疟效果大大改善。

新　叶：那用青蒿素制成的药品是什么样子的呀？

屠奶奶：青蒿素的成药，名叫"科泰新"，它还有个小故事呢。1995年，在肯尼亚的疟疾重灾区奇苏姆省，有位怀孕的妈妈不幸得了疟疾，如果用传统药物奎宁或者氯喹治疗，即使母亲能活下来，也很有可能造成流产。而采用青蒿素药物"科泰新"进行治疗后，孩子平安地降生，后来，她的母亲就为孩子取名为"科泰新"。

新　叶：屠奶奶，青蒿素除了治疗疟疾还有什么其他作用吗？

屠奶奶：近几年，随着研究的深入，青蒿素的其他作用也越来越多地被发现和应用研究，如抗肿瘤、治疗肺动脉高压、抗糖尿病、抗胚胎毒性、抗真菌、调节免疫等。

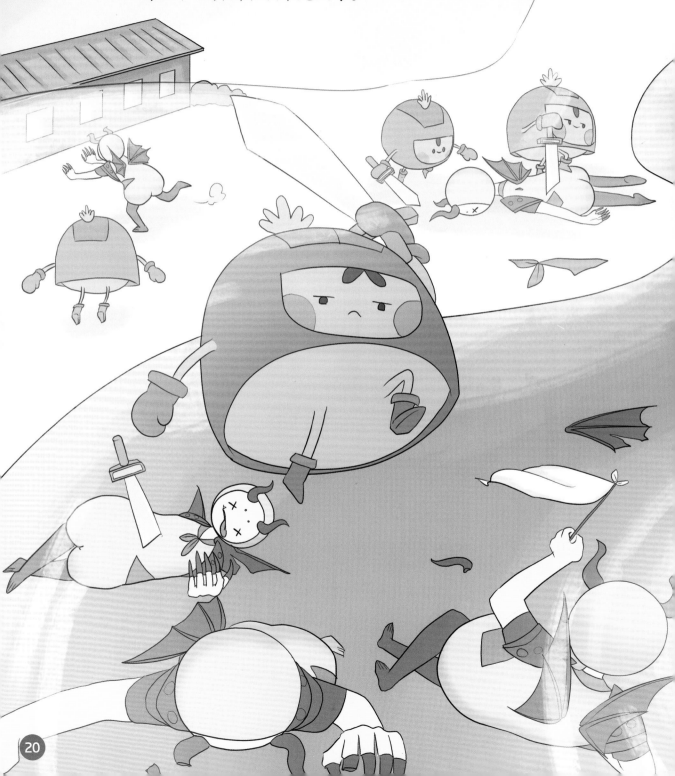

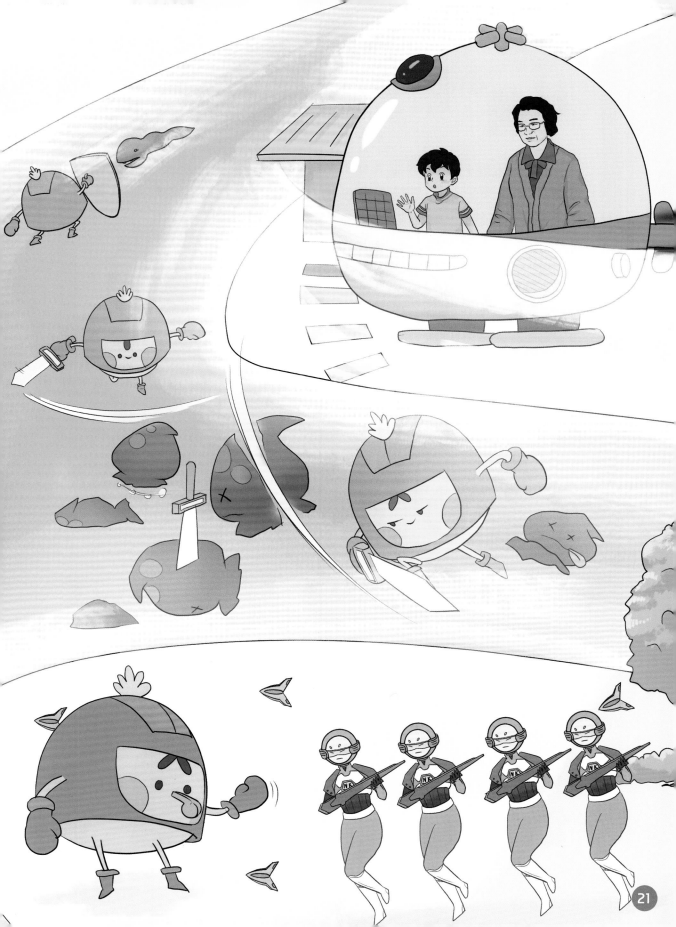

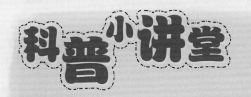

科普小讲堂

　　1981 年 10 月，世界卫生组织致函中国卫生部，提议在北京召开有关青蒿素抗疟的国际会议，由此"抗疟新药青蒿素"逐步为世界熟悉和认同。双氢青蒿素药物"科泰新"，被广泛用于各种疟疾的治疗，在很长一段时间里，作为中国国家领导人出访第三世界国家必送的礼物。

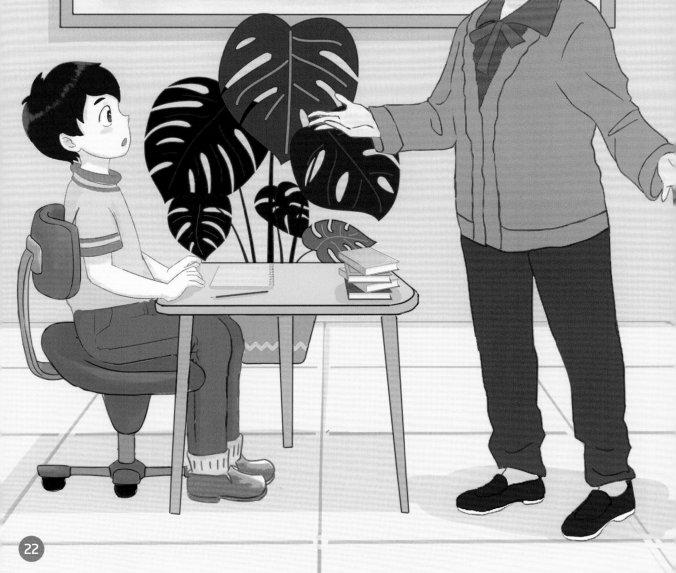

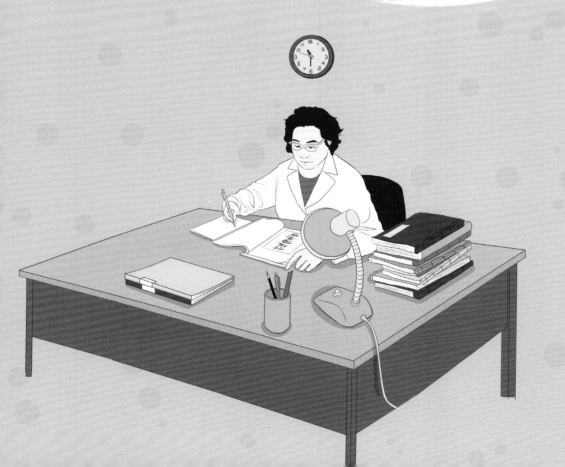

青蒿素发现之旅

文/隋博元　袁亚男

图/王　婷　中科星河

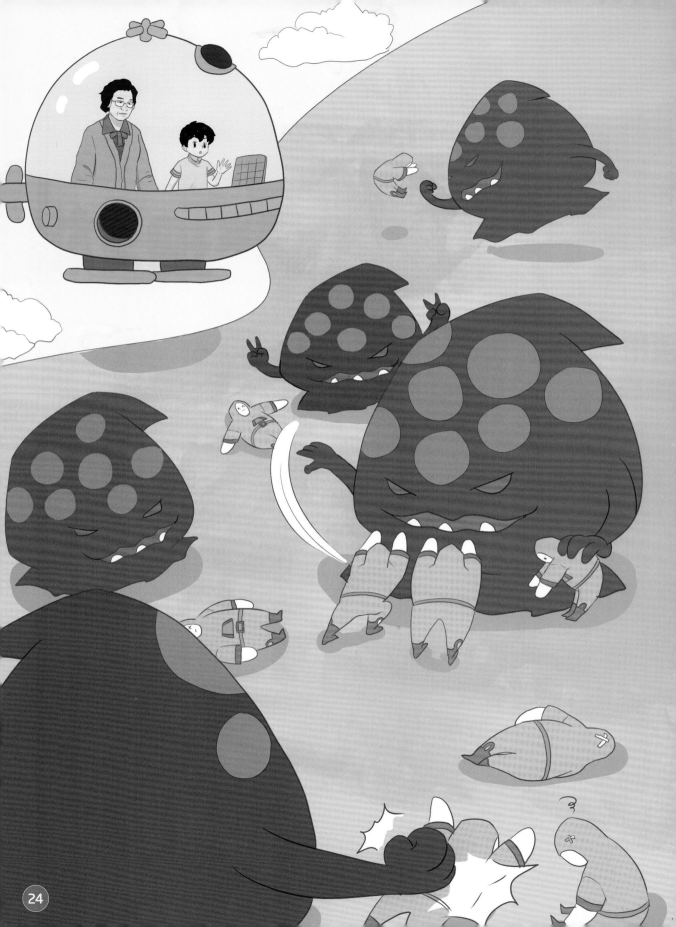

新　叶：屠奶奶，青蒿素是怎么被发现的呢？

屠奶奶：20 世纪 60 年代，由于耐药的恶性疟疾肆虐，氯喹等抗疟特效药失灵，研制新型抗疟药成为国际社会的迫切需求。1967 年 5 月 23 日，一项代号为"523"的全国性疟疾防治药物研究项目在北京正式启动。1969 年 1 月 21 日，鉴于当时的研究困境，"523"项目组任命我为中药抗疟科研组组长，开启了青蒿素的发现之旅。

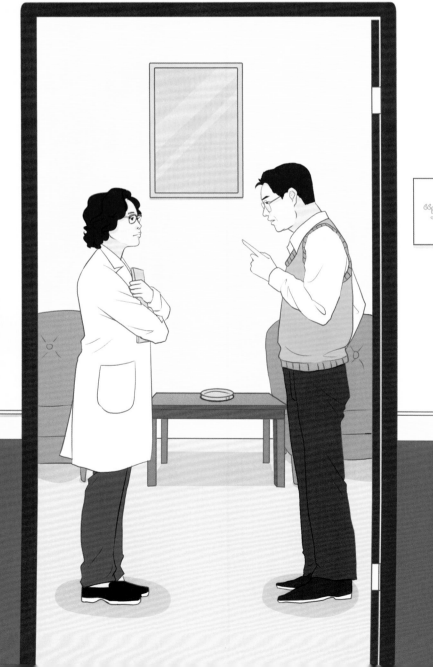

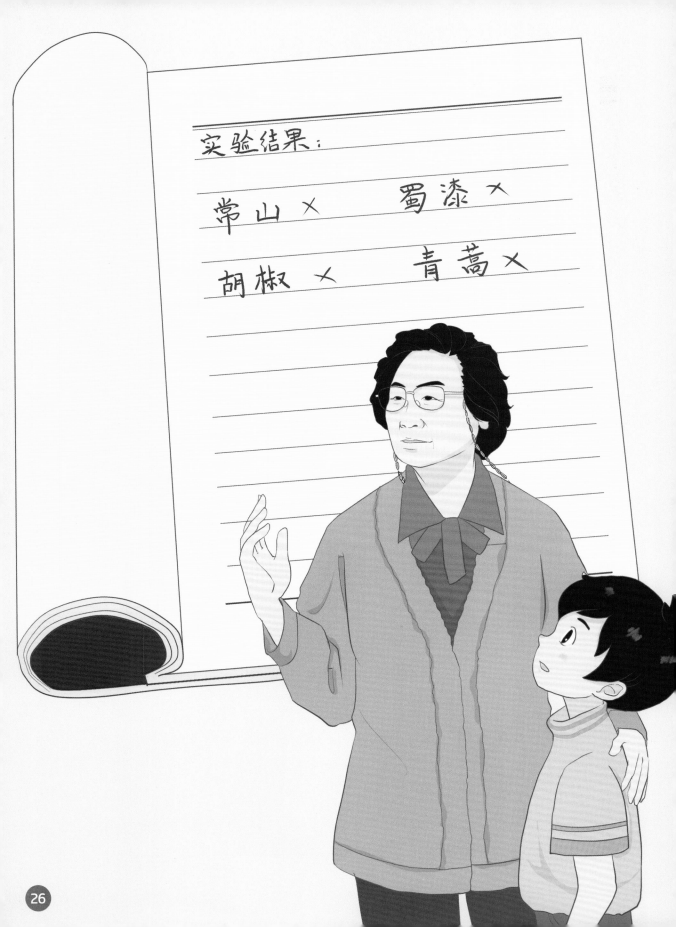

实验结果：

常山 ✕　　　蜀漆 ✕

胡椒 ✕　　　青蒿 ✕

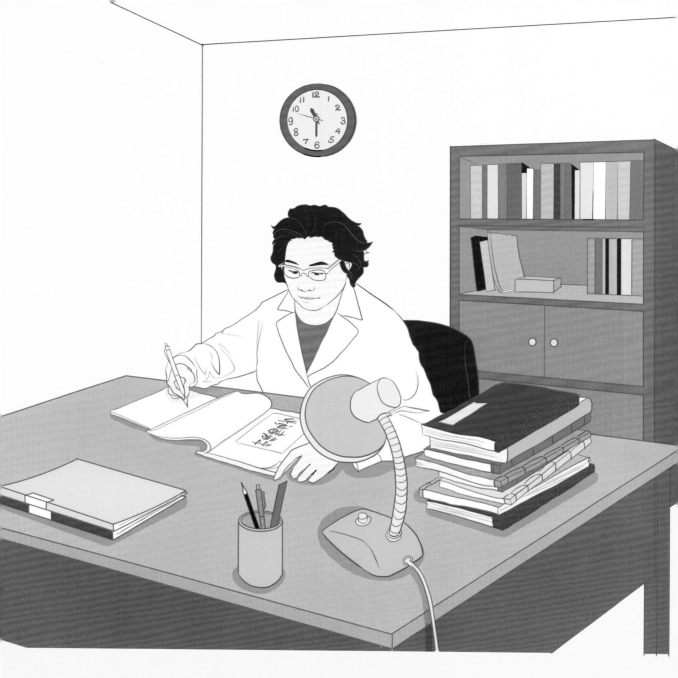

新　叶：那您当时的实验进展顺利吗？

屠奶奶：并不顺利，当时研究陷入困境，做出的实验结果都是失败的。

新　叶：啊，那您当时是怎么解决的呢？

屠奶奶：我觉得，既然古人有治疗疟疾的记载，那一定是有原因的，一定是我们忽略了什么才导致实验停滞不前。于是，我重新翻阅古籍，在阅读东晋葛洪的医书《肘后备急方》中的"治寒热诸疟方"时，我被灵感击中，想到了发现青蒿素的关键。

新　叶：那之后的工作是不是就容易多了？

屠奶奶：并不是的。我和同事们重新设计了提取方案，进行了无数次的实验，才锁定了使用乙醚（mí）这种低温溶剂进行提取。1971 年 10 月 4 日，我们一双双眼睛紧张地盯着 191 号青蒿提取物样品抗疟实验的最后结果。随着检测结果的揭晓，实验室沸腾了：该样品对疟原虫的抑制率达到了 100%。

新　叶：真是太不容易，太了不起了！

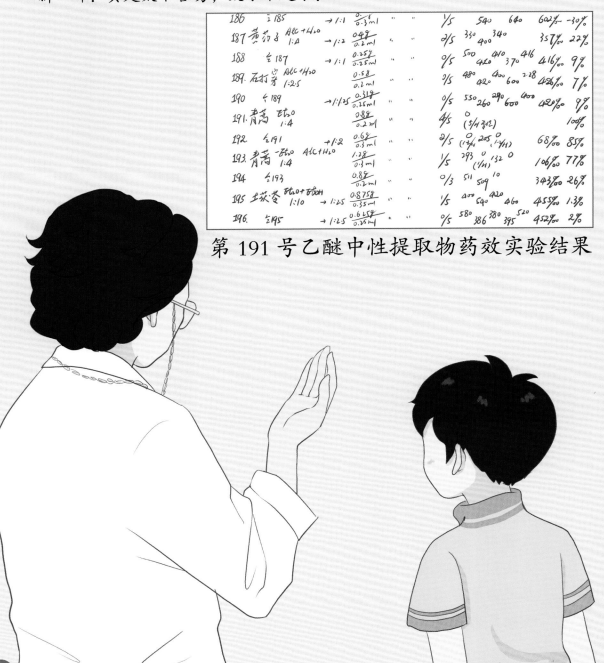

第 191 号乙醚中性提取物药效实验结果

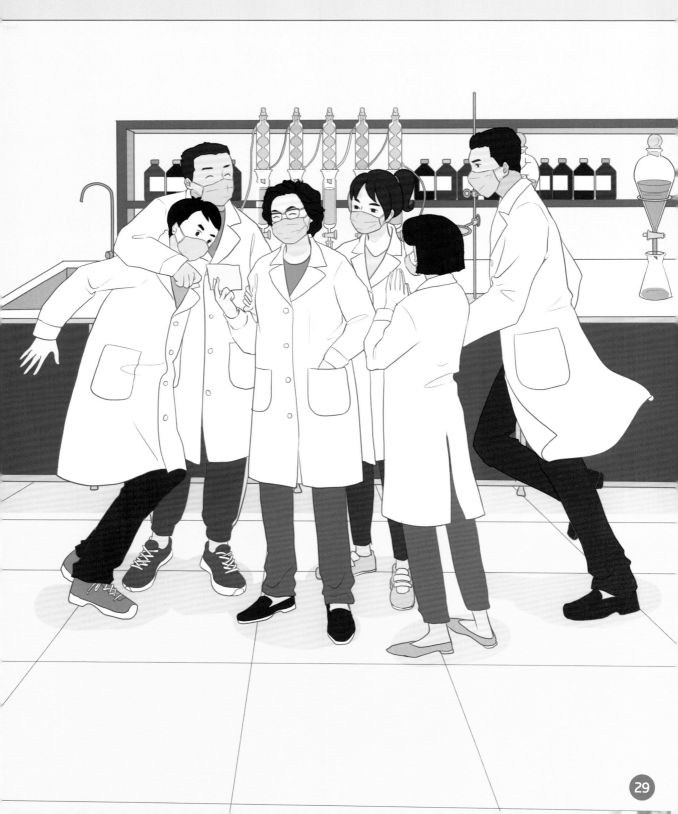

新　叶：屠奶奶，实验成功了，接下来该做什么呢？

屠奶奶：下面就要确定青蒿提取物的安全性了。1972 年 7 月，正是疟疾高发的季节，因为动物实验无法完全确定安全性，我担心错过发病时间会错过一整年。为了证明青蒿提取物是安全的，我和同事们决定亲自试药，最后证明青蒿提取物对人体完全无害。

新　叶：太好了！证明青蒿提取物无害之后是不是就要进行临床试验了呀？

屠奶奶：是的，你懂得还挺多嘛！证明了安全性之后，我和同事们就一起带着青蒿提取物的样品去了海南省的疟区，进行临床试验。

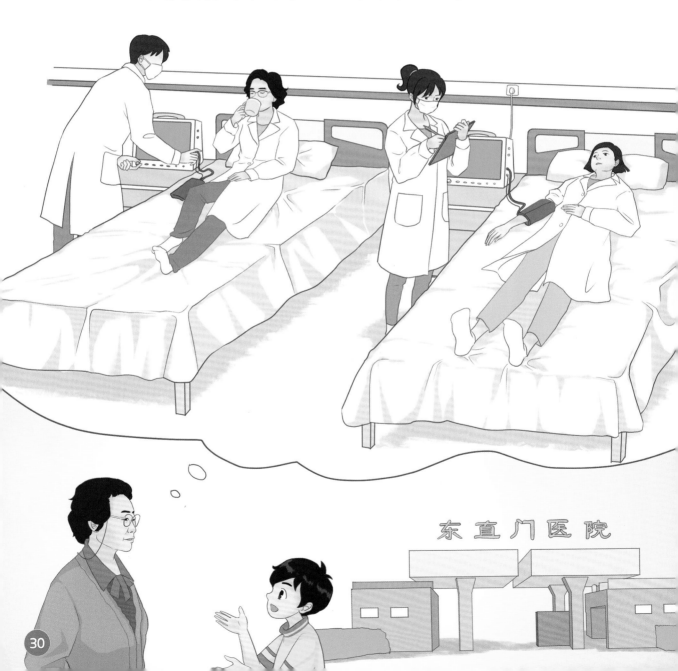

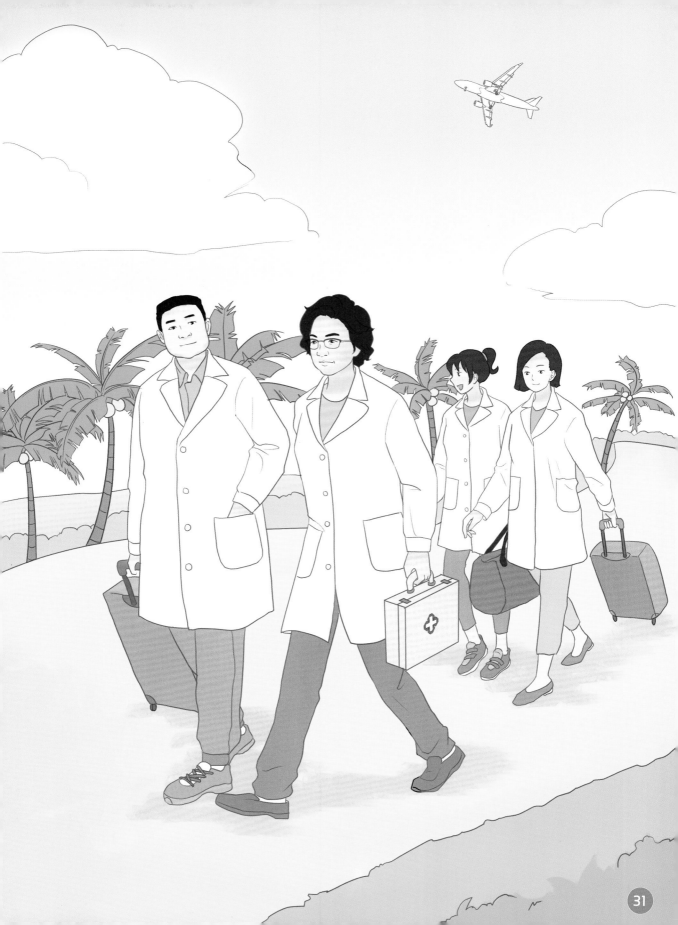

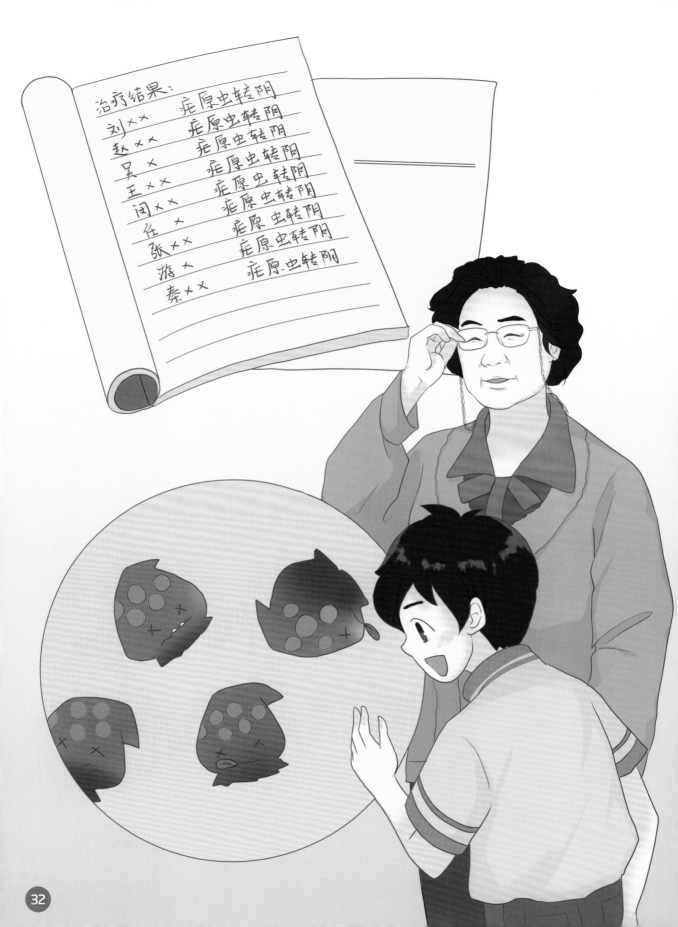

新　叶：屠奶奶，那后来临床试药的结果肯定成功了，对不对？

屠奶奶：是的，我亲自给疟疾患者喂药，以确保用药剂量，并守在床边观察病情，测量体温，详细了解血片检查后的疟原虫数量变化等情况。最后，我们取得了疟原虫全部转阴的满意结果。同时，在北京 302 医院验证了 9 例，均证明青蒿提取物有效。

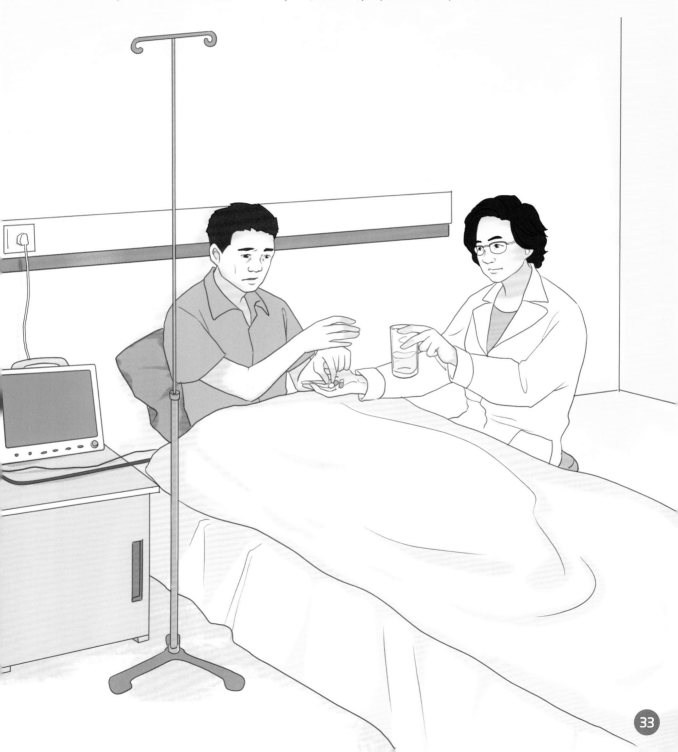

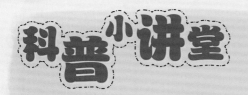

科普小讲堂

　　自 1972 年年底发现青蒿素、1973 年 10 月首次在海南临床试用，到 1975 年年底，全国临床治疗超过 900 例疟疾。1978 年和 1979 年年初，已有几十万支青蒿素油针剂供紧急战备所需。1985 年 6 月 16 日，卫生部药品审评委员会化学药分委会第一次审评会试评青蒿素栓剂。1986 年 10 月获青蒿素、青蒿素栓剂新药证书。这是我国实施药品管理法以来，第一个批准上市的新药。

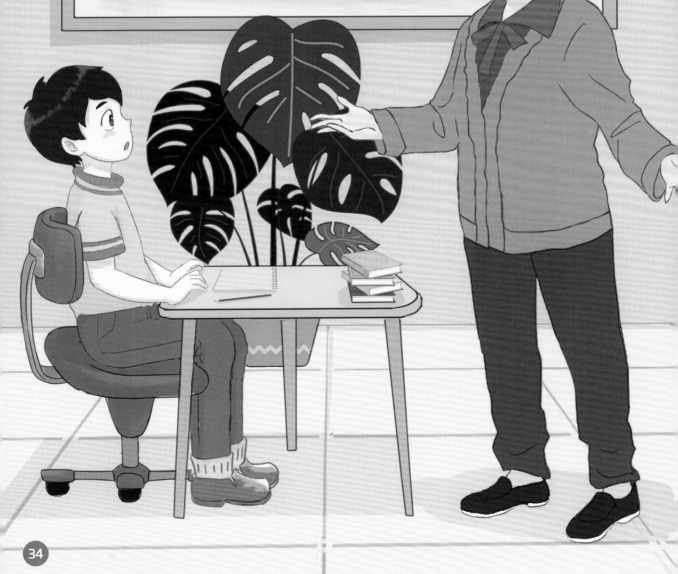

和古人智慧的碰撞

文/隋博元　袁亚男

图/王　婷　中科星河

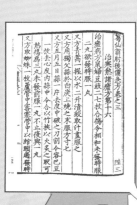

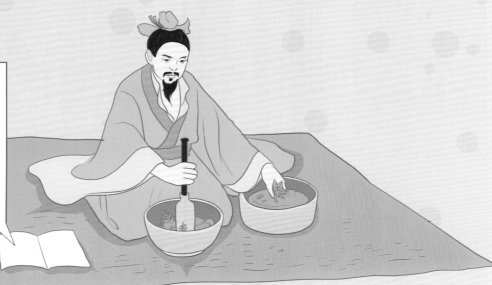

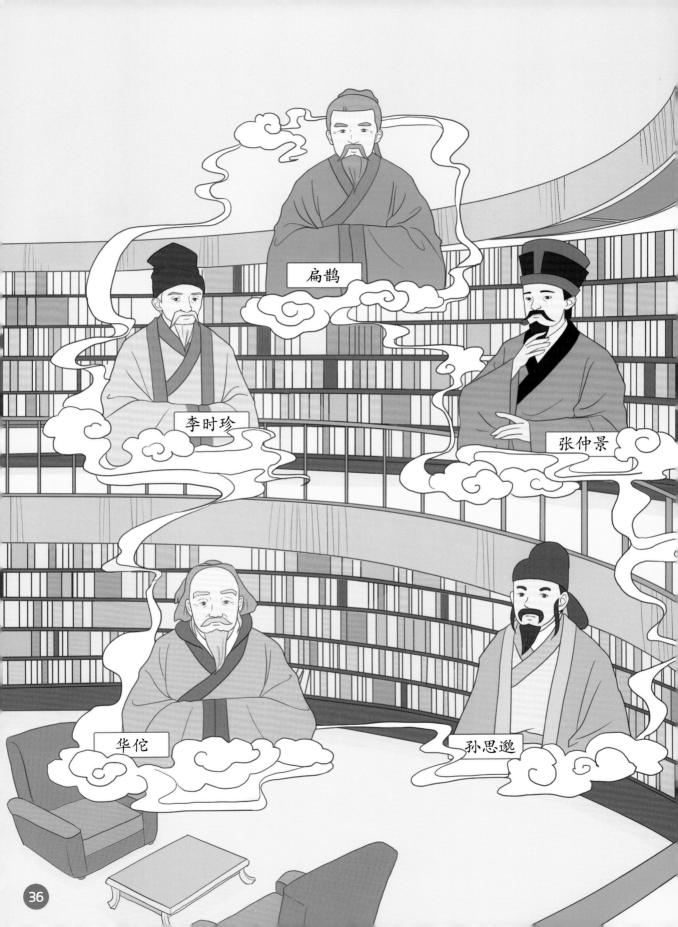

扁鹊

李时珍

张仲景

华佗

孙思邈

新　叶：屠奶奶，您当初是怎么知道青蒿能治疗疟疾的呢？

屠奶奶：我在研究之初也不知道，但是咱们的毛主席说过："中国医药学是一个伟大的宝库，应当努力发掘，加以提高。"从古至今，中医药大家如璀璨的群星，给我们留下了无数宝贵的中医经典，我就是从这些典籍之中找到提取青蒿素的方法的。

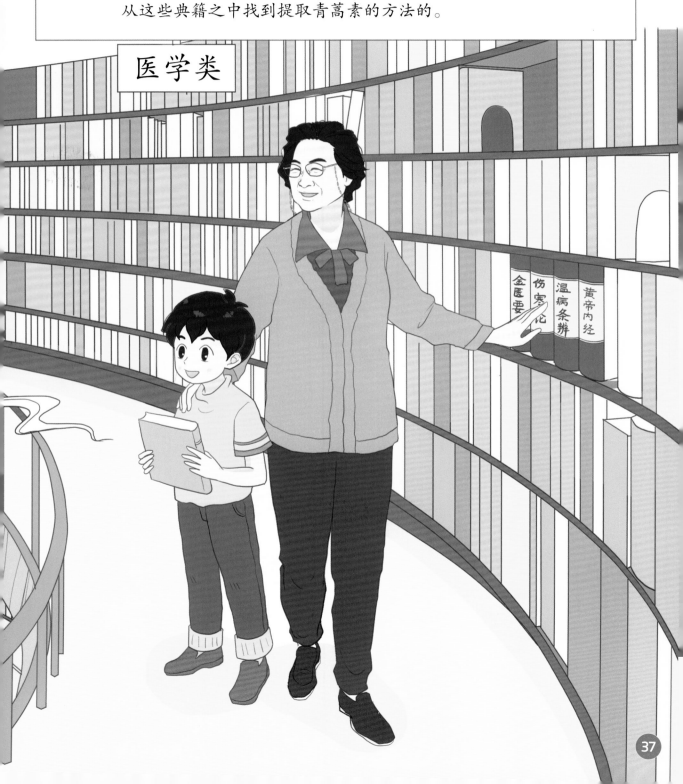

医学类

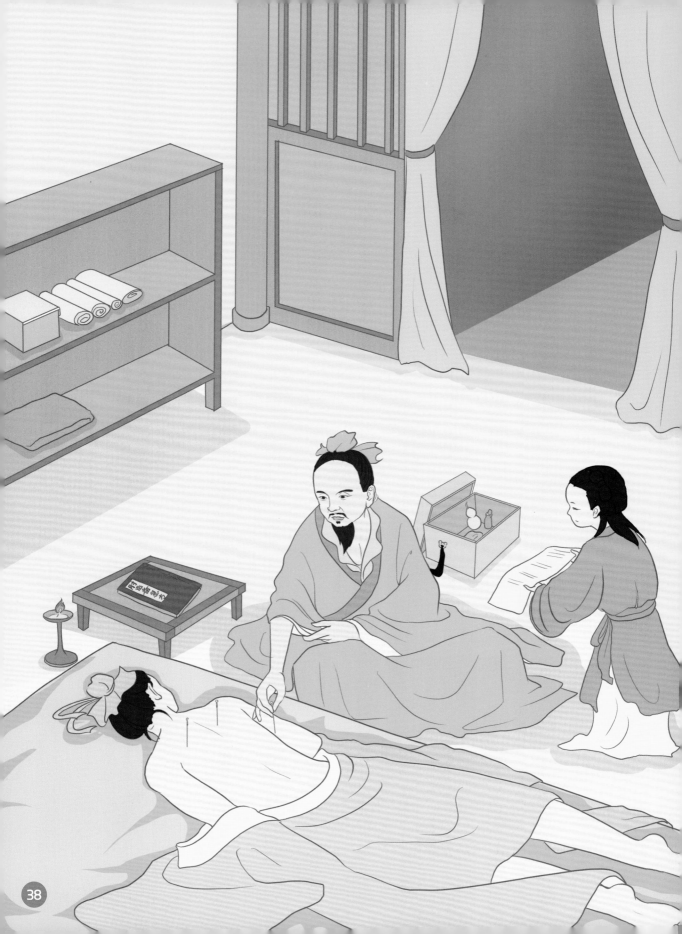

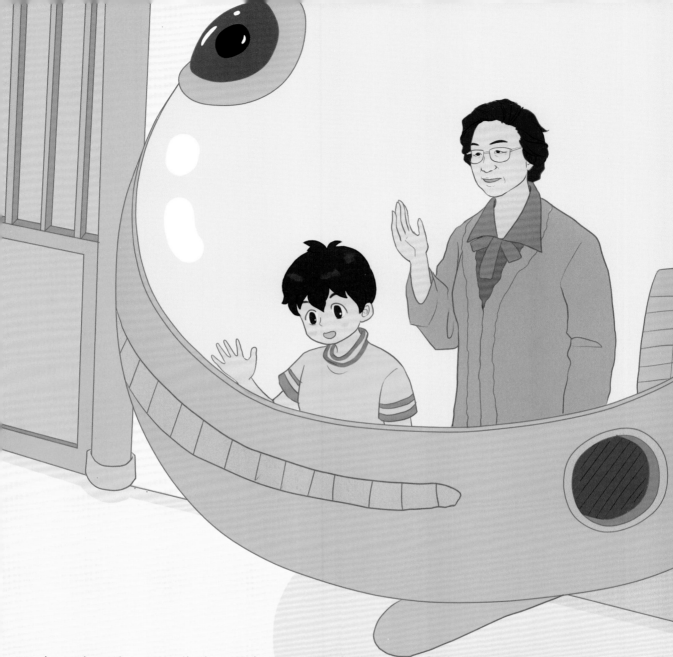

新　叶：屠奶奶，您是从哪本古代医书中获得提取青蒿素的灵感的？

屠奶奶：我是从东晋时期葛洪所著的《肘后备急方》中找到提取青蒿素的灵感的。

新　叶：这本书是干什么的？里面的内容又是关于什么的呀？

屠奶奶：它是中国第一部临床急救手册和中医治疗学专著，书里记述了各种急性病症或某些慢性病急性发作的治疗方药、针灸、外治等方法。书中对天花、恙（yàng）虫病、脚气病以及恙螨等的描述都属于首创，尤其是倡导用狂犬脑组织治疗狂犬病，被认为是中国免疫思想的萌芽。

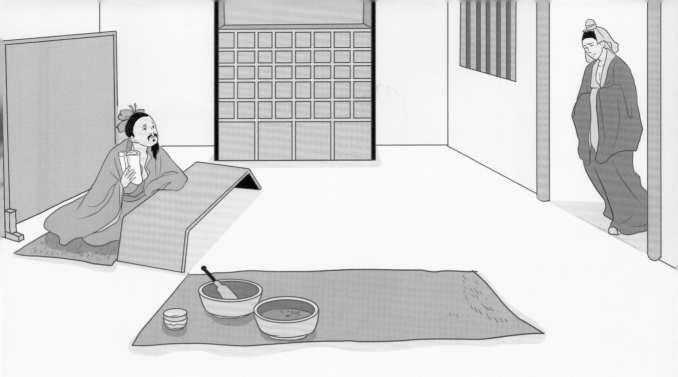

新　叶：屠奶奶，《肘后备急方》里的哪些话让您灵光一现的呢?

屠奶奶：书中记载的治疗疟疾的方法"青蒿一握，以水二升渍，绞取汁，尽服之"启发了我。

新　叶：这句话是什么意思呢?

屠奶奶：它的意思是说，抓一把青蒿，用两升水浸泡，搅碎过滤取汁液，全部喝下。古人就是用这种方法来治疗疟疾的。

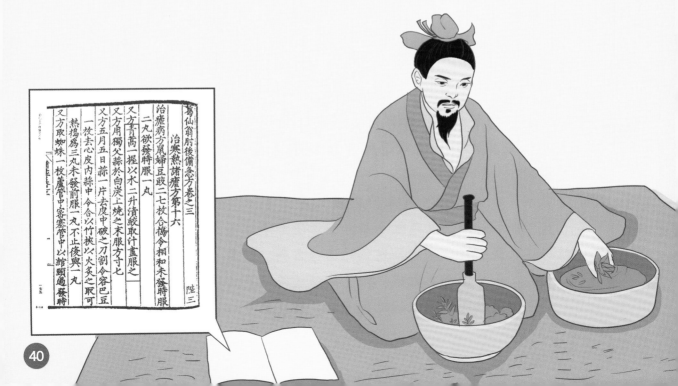

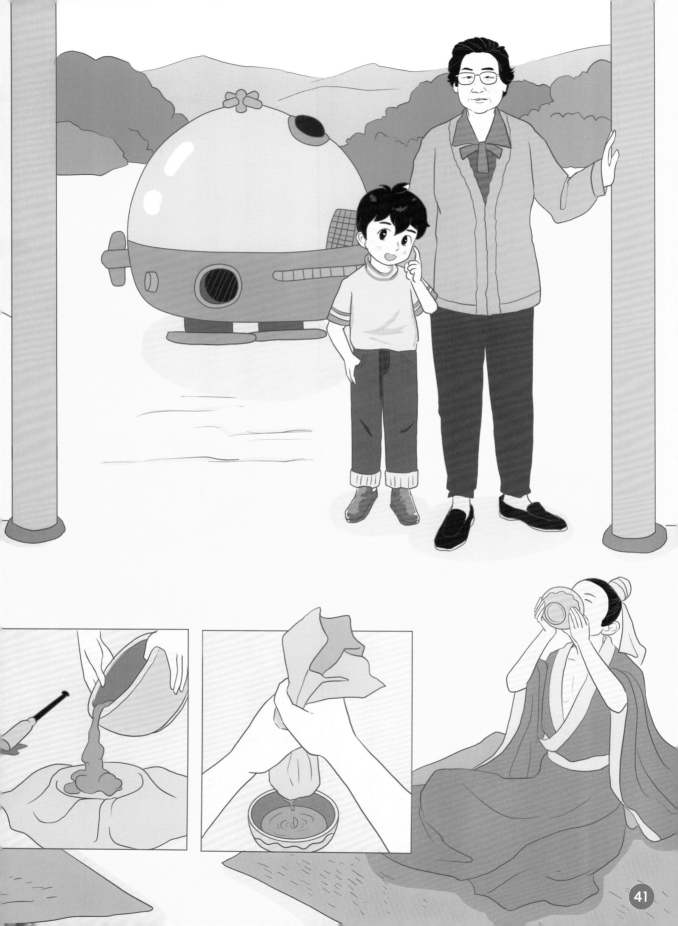

屠奶奶：古人"绞汁"的方法让我灵光一现，我想，也许青蒿中的有效成
　　　　分跟提取温度有关。在之前的实验里，一般中药经常用水煎煮或
　　　　者用乙醇提取，温度太高也许把有效的成分煮坏了。后来我们用
　　　　乙醚进行了低温提取实验，很幸运，我们成功了，发现青蒿的低
　　　　温提取物可以完全消灭疟原虫。
新　叶：屠奶奶真厉害，仅凭一个"绞"字就找到了提取青蒿素的关键。

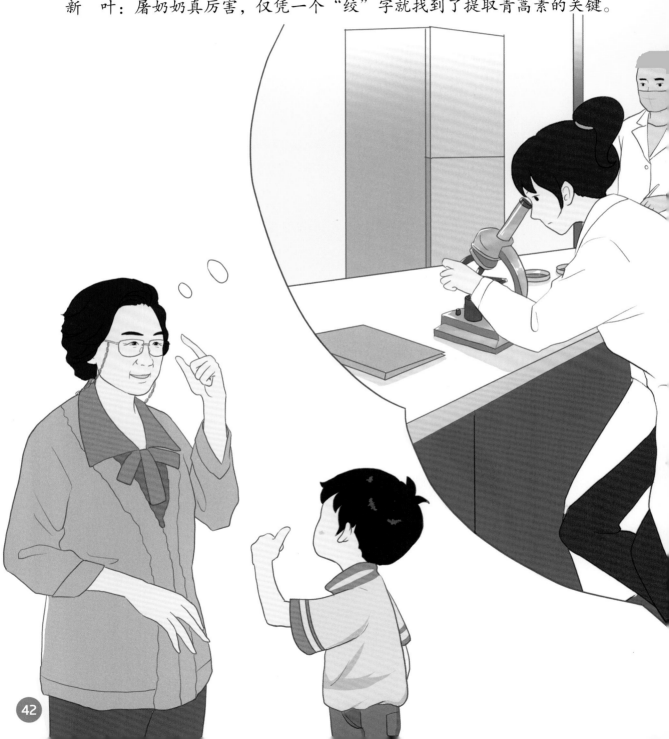

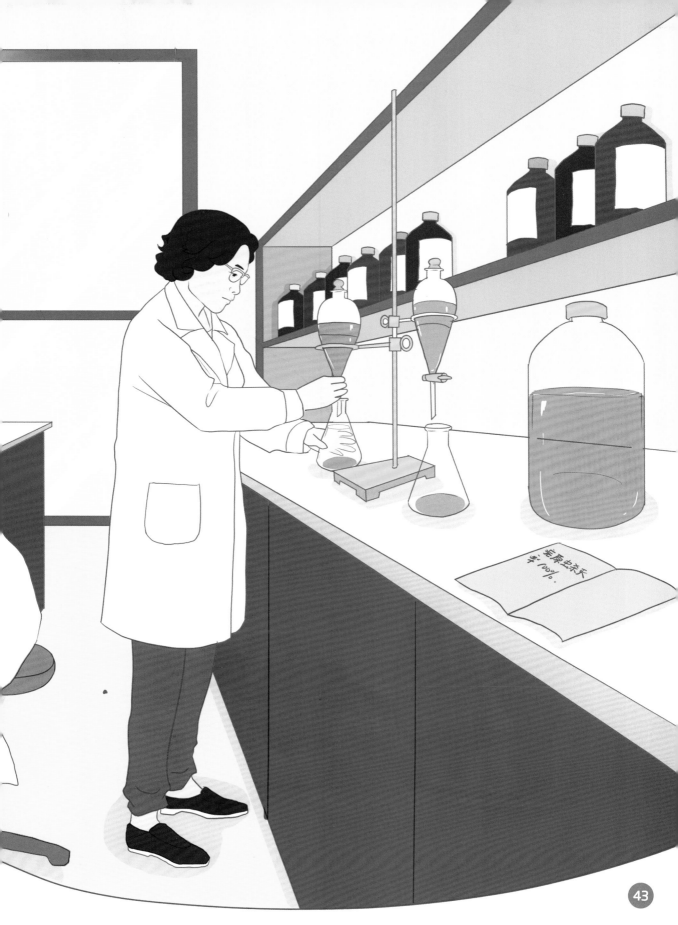

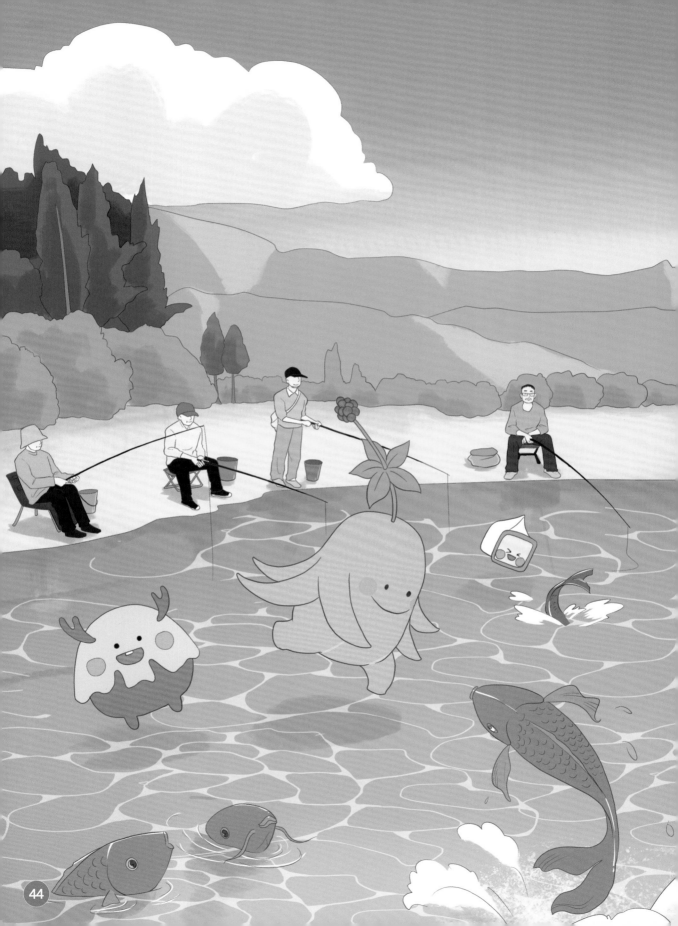

屠奶奶：古人给我们留下中医药这个伟大的宝库，犹如一个鱼塘，我们在里面找鱼，青蒿素正是从这一宝库中发掘出来的。

新　叶：屠奶奶，我明白了。等我长大后，也一定好好利用中医药这个宝库。

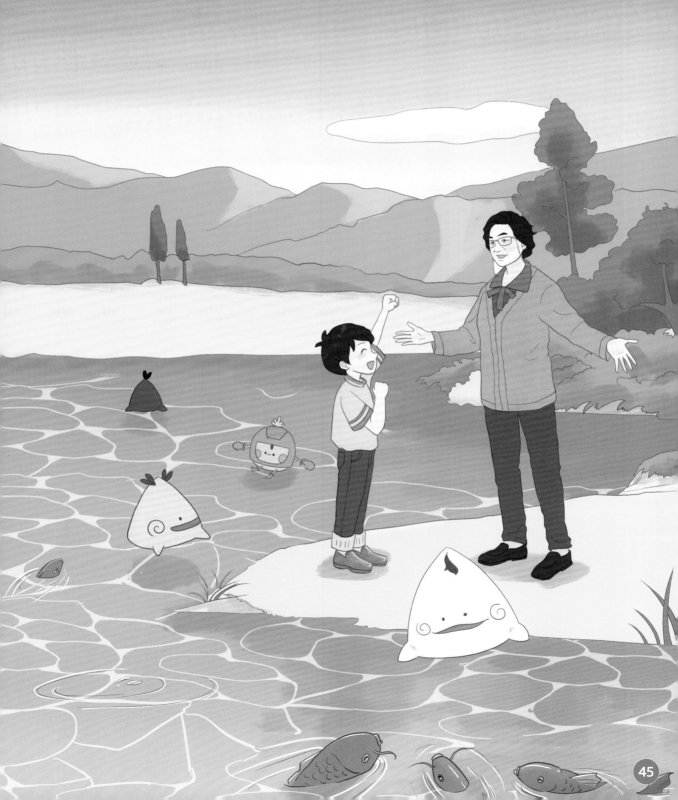

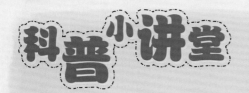

科普小讲堂

　　"传承精华、守正创新"，这是习近平总书记对中医药工作做出的重要指示，也是继承好、利用好、发展好中医药的根本遵循。青蒿素的发现，说明"中国医药学是一个伟大的宝库""是中国古代科学的瑰宝，也是打开中华文明宝库的钥匙"，是"深入发掘中医药宝库中的精华，充分发挥中医药的独特优势"的一个成功范例，"是中医药对人类健康事业作出巨大贡献的体现"。

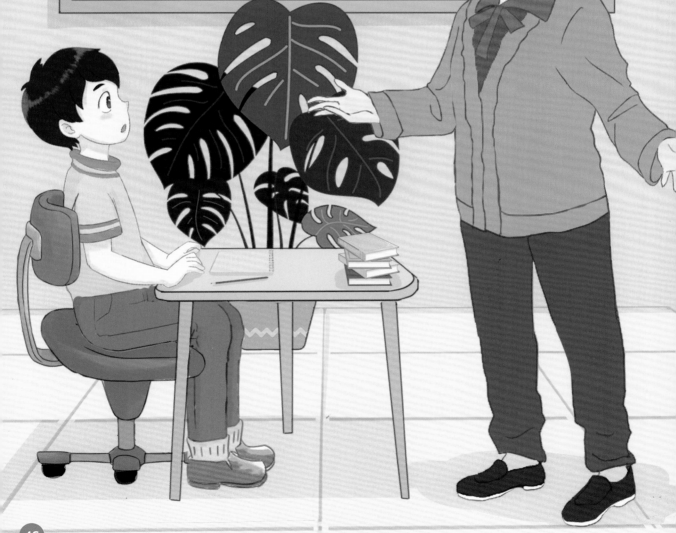

青蒿神草 献礼世界

文 / 隋博元　袁亚男

图 / 王　婷　中科星河

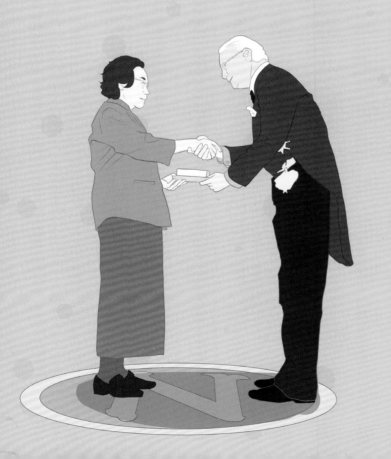

新　　叶：屠奶奶，既然青蒿素治疗疟疾这么厉害，应该让世界上更多的人知道它。

屠奶奶：你说得对！1981 年 10 月，世界卫生组织致函中国卫生部，提议在北京召开有关青蒿素抗疟的国际会议，由此"抗疟新药青蒿素"逐步为世界熟悉和认同。

新　　叶：太好了！

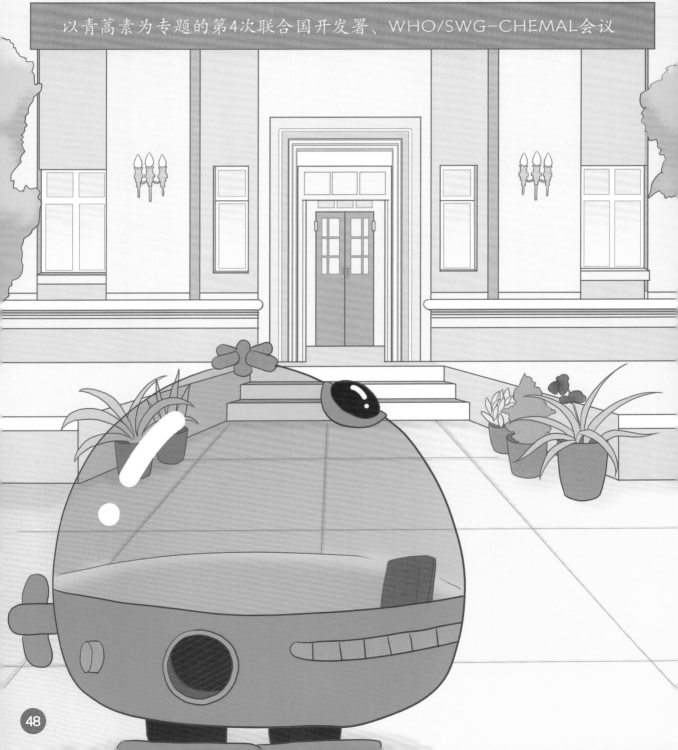

以青蒿素为专题的第4次联合国开发署、WHO/SWG-CHEMAL会议

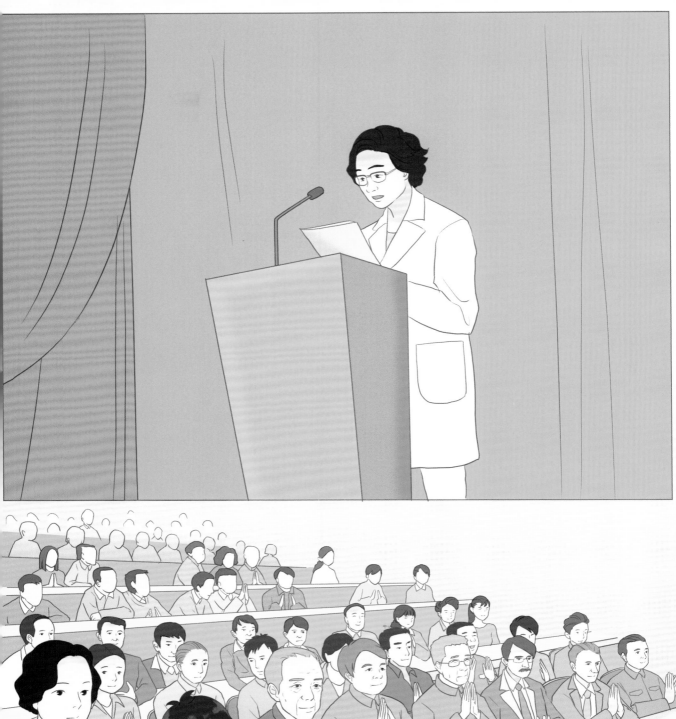
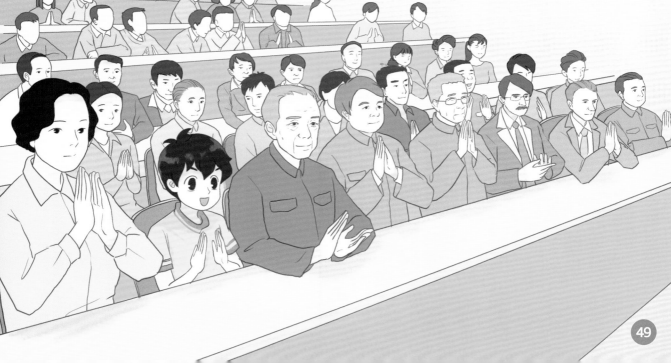

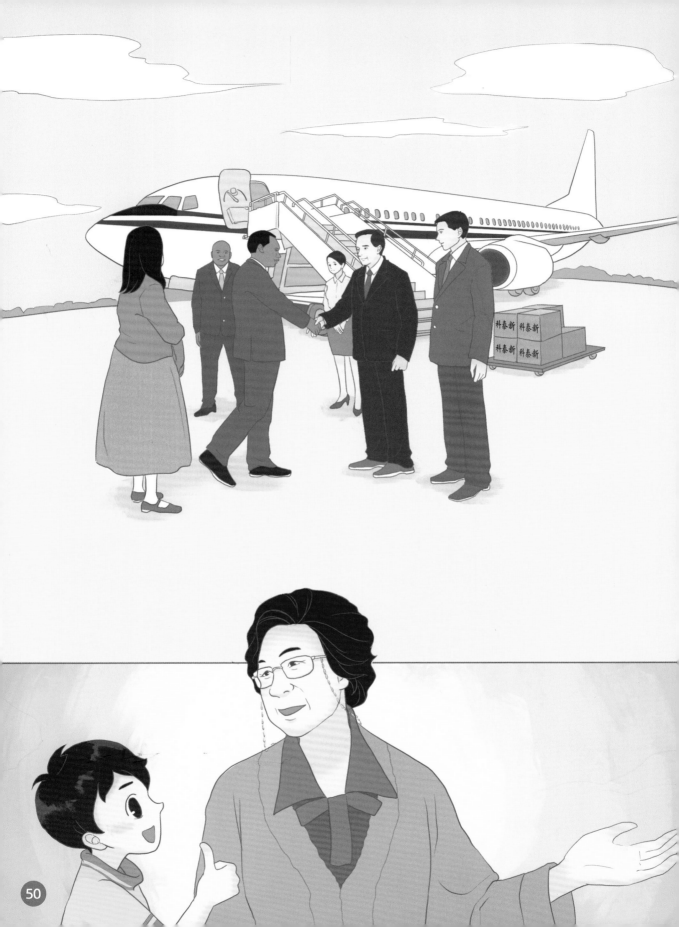

新　叶：屠奶奶，我查看过资料，青蒿素在疟疾多发的地区被誉为"中国神药"。

屠奶奶：是的，双氢青蒿素被广泛用于各种疟疾的治疗，在很长一段时间里，它都被作为中国国家领导人出访非洲必送的礼物。小小的药片为当地深受疟疾之苦的人们带来了健康的曙光。

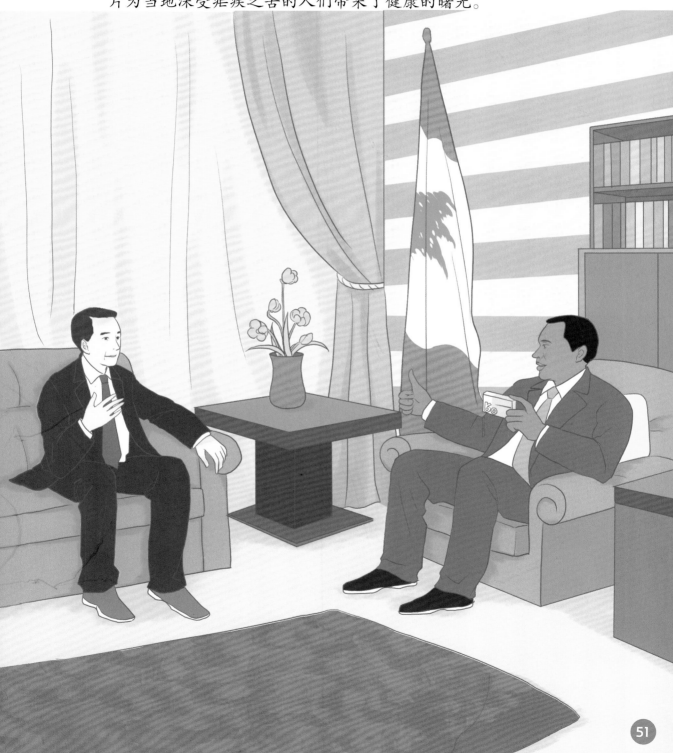

在人类的药物史上，如此一个能缓解数亿人病痛和压力，并挽救数百万人生命的发现的机会并不常有。

世界卫生组织在《2020年世界疟疾报告》中写道，以青蒿素类药物为主的联合疗法仍然是治疗疟疾的主要手段。疟疾发病率和死亡率逐年明显降低。2000—2019年，全球估计减少疟疾病例总计15亿例，并挽救了760万人的生命。

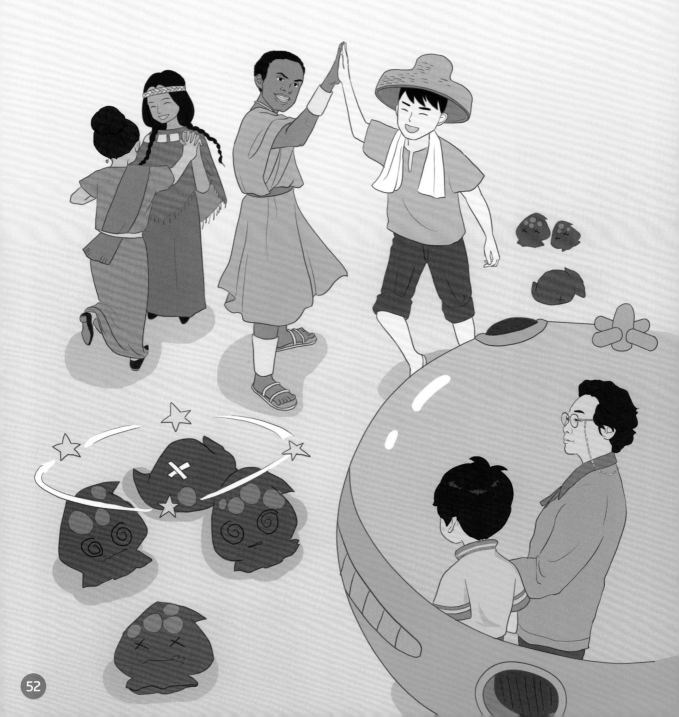

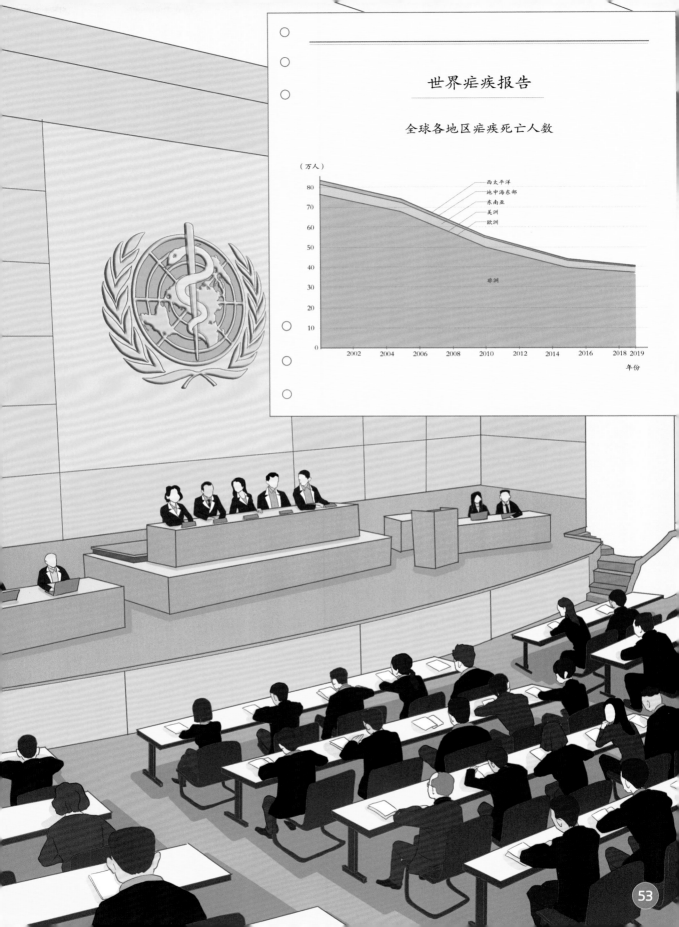

世界疟疾报告

全球各地区疟疾死亡人数

新　叶：屠奶奶，您因发现治疗疟疾的新药物疗法而获得了 2015 年的诺贝尔奖，您是什么时候知道自己得奖的呀？有什么感想？

屠奶奶：我是晚上看电视的时候，才知道得奖的。对于能够得奖，没有特别的感觉，只是有一些小意外，但也不是特别意外，因为这不是我一个人的荣誉，而是全体中国科学家的荣誉，大家一起研究了几十年，能够获奖并不意外。就如我在诺贝尔奖颁奖现场的发言一样："青蒿素是人类征服疟疾进程中的一小步，也是中国传统医学献给世界的一份礼物。"

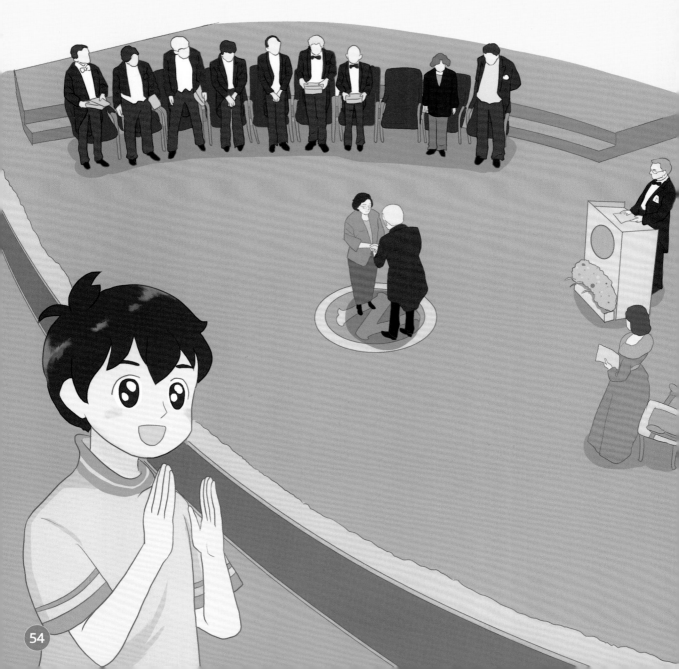

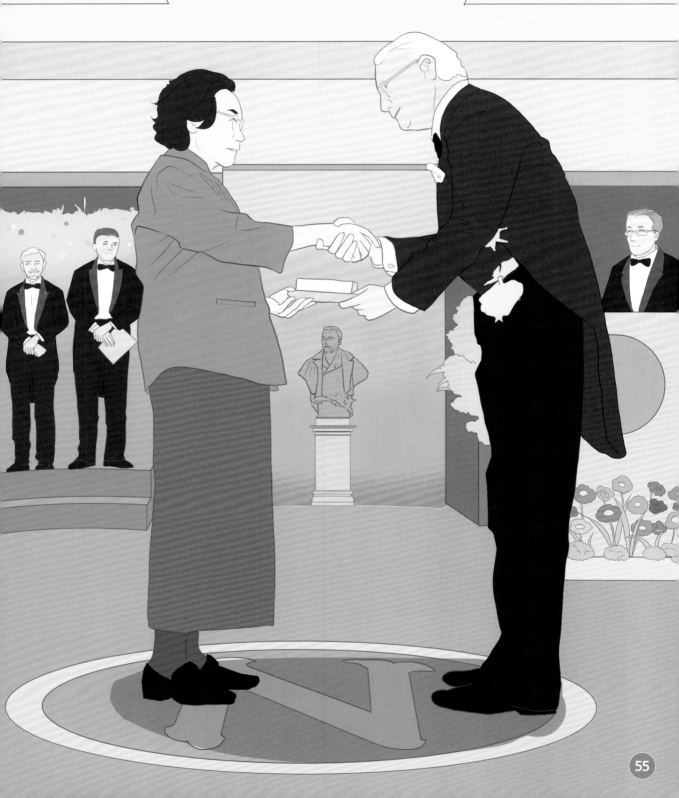

诺贝尔奖颁奖典礼现场

屠奶奶：新叶，"胸怀祖国、敢于担当、团结协作、传承创新，情系苍生、淡泊名利、增强自信、永攀高峰"是我们的青蒿素精神，希望你们小朋友努力学习，长大后为我们祖国的建设添砖加瓦。

新　叶：屠奶奶，您的话我记住了。

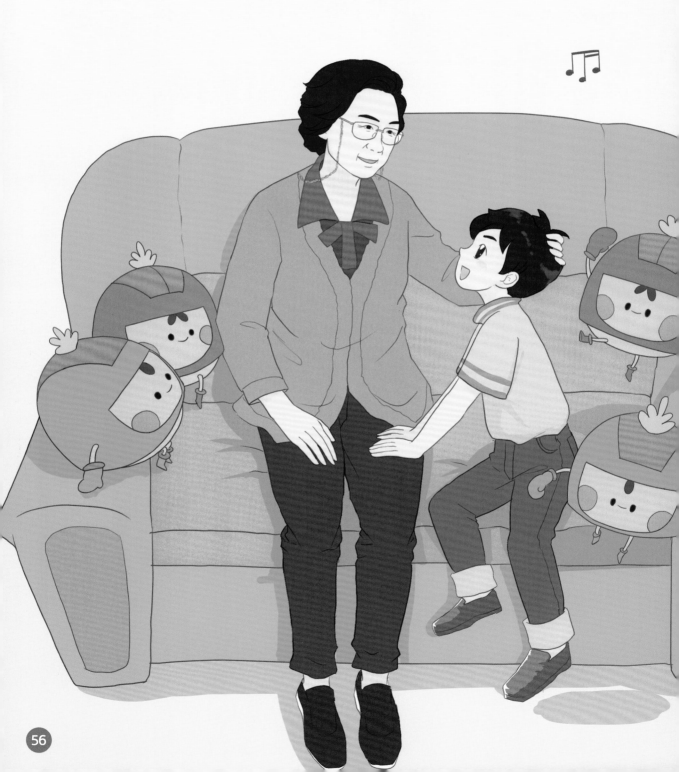

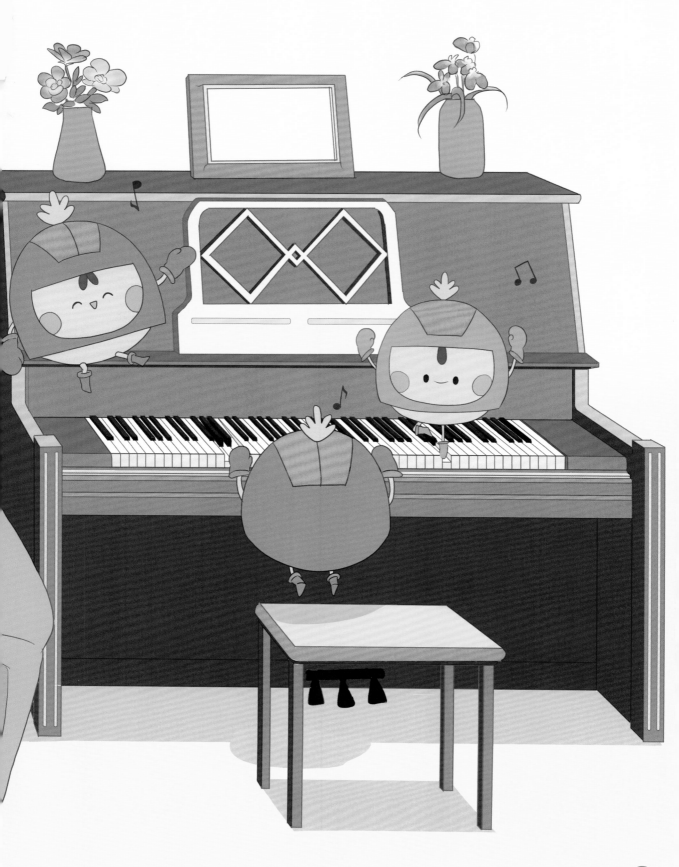

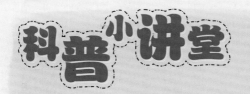

科普小讲堂

屠呦呦多年从事中药和中西药结合研究，突出贡献是创制新型抗疟药青蒿素和双氢青蒿素。2015年10月，屠呦呦获得诺贝尔生理学或医学奖，获奖理由是她发现了青蒿素，这种药品可以有效降低疟疾患者的死亡率。她成为第一位获得诺贝尔科学奖项的中国本土科学家、第一位获得诺贝尔生理学或医学奖的华人科学家。2021年6月30日，世界卫生组织（WHO）发布新闻称，中国已经被认定为无疟疾国家。

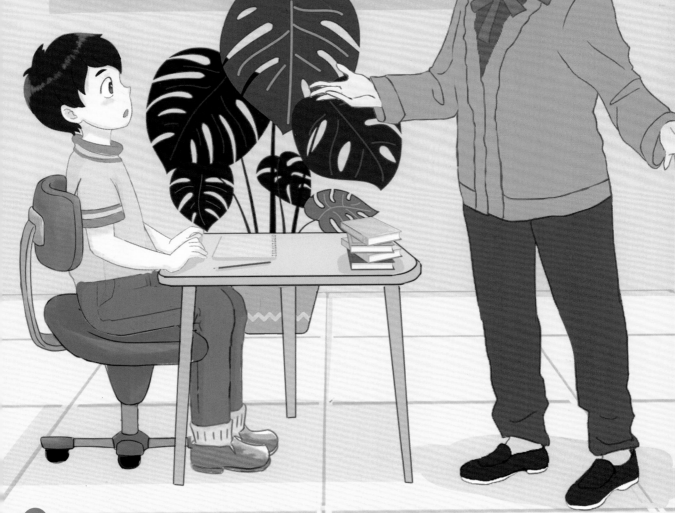